智能医学与大数据系列

异步图书
www.epubit.com

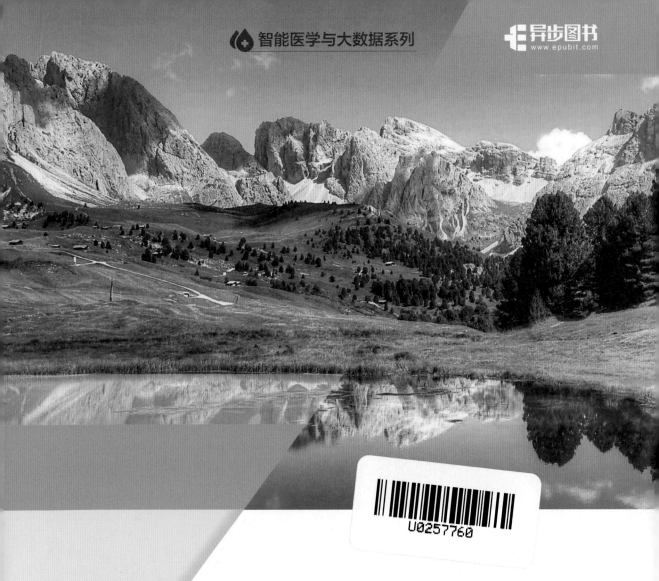

AI 医学图像处理

（基于 Python 语言的 Dragonfly）

杨慧芳◎著

人民邮电出版社

北　京

图书在版编目（ＣＩＰ）数据

AI医学图像处理：基于Python语言的Dragonfly /
杨慧芳著. -- 北京：人民邮电出版社，2023.2
（智能医学与大数据系列）
ISBN 978-7-115-60260-2

Ⅰ. ①A… Ⅱ. ①杨… Ⅲ. ①医学图像－图像处理
Ⅳ. ①R445

中国版本图书馆CIP数据核字(2022)第192293号

内 容 提 要

这是一本"将人工智能技术运用于医学案例，利用先进技术解决临床问题"的图书。本书使用三维
图像专业处理软件 Dragonfly（基于 Python 语言，封装了多个机器学习库）作为具体的实现工具。

本书介绍了人工智能与医疗的介绍、医疗领域中的图像处理、医学图像处理的常规流程等内容，并
通过 6 个真实的医学案例展现人工智能技术在医学图像学领域的应用，从医工交叉的角度出发，深入探
讨医学图像问题的处理方法，旨在让读者了解如何将人工智能技术切实落地于医学图像学中，帮助其提
升运用人工智能技术处理医学图像问题的能力。

◆ 著　　　　杨慧芳
　　责任编辑　吴晋瑜
　　责任印制　王　郁　焦志炜
◆ 人民邮电出版社出版发行　　北京市丰台区成寿寺路 11 号
　　邮编　100164　　电子邮件　315@ptpress.com.cn
　　网址　https://www.ptpress.com.cn
　　雅迪云印（天津）科技有限公司印刷
◆ 开本：800×1000　1/16
　　印张：11.25　　　　　　　　　2023 年 2 月第 1 版
　　字数：252 千字　　　　　　　2023 年 2 月天津第 1 次印刷

定价：99.80 元

读者服务热线：(010)81055410　印装质量热线：(010)81055316
反盗版热线：(010)81055315
广告经营许可证：京东市监广登字 20170147 号

前言

众多业内人士认为，人工智能技术（AI）在医疗行业的应用是未来十年非常有前景的领域。近年来，我国高度重视人工智能医疗的发展，出台了一系列鼓励政策。2017年12月，工业和信息化部发布《促进新一代人工智能产业发展三年行动计划（2018—2020年）》，计划在工业、医疗、金融、交通等领域汇集一定规模的行业应用数据，推动医学图像数据采集的标准化与规范化，加快医疗影像辅助诊断系统的产品化及临床辅助应用。2018年4月，国务院办公厅印发《关于促进"互联网＋医疗健康"发展的意见》，提倡健全"互联网＋医疗健康"服务体系，完善"互联网＋医疗健康"支撑体系。

新型冠状病毒感染疾病暴发期间，人工智能技术在快速体温检测、大数据防控、医学图像判读等方面发挥了重要作用。人工智能医疗的迅速发展和普及，可提高医疗质量、降低医疗成本，能够帮助医疗行业解决资源短缺、分配不均等众多问题。

近年来，随着医疗行业的生物信息、影像等领域的数据资源日渐丰富以及人工智能技术的发展，医疗人工智能化的趋势日渐明显，谷歌、微软、IBM、百度、华为、科大讯飞等"大厂"纷纷布局智能医疗产业。2021年5月10日和11日，百图生科携手播禾创新在苏州举办"首届中国生物计算大会"，在线听众逾35万人，其中"生物计算与数字医学"分会场特别设立了"AI＋医疗影像的多维分析时代"圆桌讨论，足见"AI＋医疗影像"这一子领域的发展热度。

人工智能技术在医学图像学领域中有4种较为成熟的应用场景：其一，利用深度学习技术对脑部CT图像中血管进行分割，可有效辅助医生诊疗脑血管疾病；其二，在心脏冠状动脉造影及血流分析方面已有成熟的软件；其三，基于OCT图像和人工智能方法对眼底疾病进行诊断；其四，利用人工智能技术对新型冠状病毒感染疾病进行影像诊断。

目前，从事人工智能技术在医学图像学领域的应用研究的人较多，国内外不乏诸多高质量的论文，但这一方面的图书较少，尤其缺少具体讲"运用AI技术解决具体医学图像问题"的图书。与此同时，我国国内有80余所高等院校开设医学图像技术专业，有一部分毕业生会从事"医工交叉"的工作，除了要求从业者具备以影像诊断学和介入医学作为手段诊疗疾病的能力，更需要具备运用AI技术处理医学图像问题的能力。

基于上述背景并结合自己的从业背景，作者萌生了写一本"将人工智能技术运用于医学案例，利用先进技术解决临床问题"的图书，考虑到Python语言易上手的特点及其在人工智能领域的广泛应用，最后选用三维图像专业处理软件 Dragonfly 作为本书的软件工具。

Dragonfly 是由加拿大"人工智能重镇"蒙特利尔市的 ORS（Object Research Systems）公司开发的，该公司从 2013 年开始开发医学图像处理软件，后调整方向，改为开发科研级的图像处理软件。Dragonfly 是一款广泛应用于科研领域的图像处理软件，除了底层核心计算模块采用 C++ 语言开发，其大部分交互和功能模块采用 Python 语言开发，为用户提供了一个易使用且功能强大的"人工智能应用平台"。

本书涉及口腔医学、临床医学、材料学、工学等多个学科的交叉内容，通过 6 个真实的医学案例，展现人工智能技术在医学图像领域的应用，从医工交叉的角度出发，深入探讨了医学图像问题的处理方法，旨在让读者了解如何将人工智能技术切实落地于医学图像学中，以期帮助相关从业者减少重复性工作，为他们搭建一座沟通的桥梁，进一步推广新技术和方法在该领域的应用。

资源与支持

本书由异步社区出品，社区（https://www.epubit.com/）为您提供相关资源和后续服务。

勘误

作者和编辑尽最大努力来确保书中内容的准确性，但难免会存在疏漏。欢迎您将发现的问题反馈给我们，帮助我们提升图书的质量。

如果您发现错误，请登录异步社区，按书名搜索，进入本书页面，单击"发布勘误"，输入勘误信息，单击"提交勘误"按钮即可。本书的作者和编辑会对您提交的勘误进行审核，确认并接受后，将赠予您异步社区的 100 积分（积分可用于在异步社区兑换优惠券、样书或奖品）。

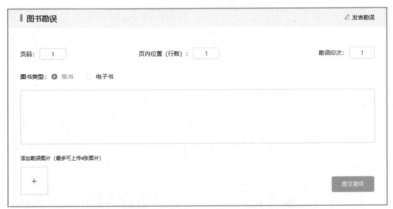

扫码关注本书

扫描下方二维码，您将在异步社区微信服务号中看到本书信息及相关的服务提示。

与我们联系

我们的联系邮箱是 contact@epubit.com.cn。

如果您对本书有任何疑问或建议，请发邮件给我们，并请在邮件标题中注明本书书名，以便我们更高效地做出反馈。

如果您有兴趣出版图书、录制教学视频，或者参与图书翻译、技术审校等工作，可以发邮件给我们；有意出版图书的作者也可以到异步社区投稿（直接访问 www.epubit.com/selfpublish/submission 即可）。

如果您来自学校、培训机构或企业，想批量购买本书或异步社区出版的其他图书，也可以发邮件给我们。

如果您在网上发现有针对异步社区出品图书的各种形式的盗版行为，包括对图书全部或部分内容的非授权传播，请您将怀疑有侵权行为的链接发邮件给我们。您的这一举动是对作者权益的保护，也是我们持续为您提供有价值的内容的动力之源。

关于异步社区和异步图书

"异步社区"是人民邮电出版社旗下 IT 专业图书社区，致力于出版精品 IT 技术图书和相关学习产品，为作译者提供优质出版服务。异步社区创办于 2015 年 8 月，提供大量精品 IT 技术图书和电子书，以及高品质技术文章和视频课程。更多详情请访问异步社区官网 https://www.epubit.com。

"异步图书"是由异步社区编辑团队策划出版的精品 IT 专业图书的品牌，依托于人民邮电出版社近 40 年的计算机图书出版积累和专业编辑团队，相关图书在封面上印有异步图书的 LOGO。异步图书的出版领域包括软件开发、大数据、人工智能、测试、前端、网络技术等。

异步社区

微信服务号

目录

第 4 章　医学图像处理软件 Dragonfly ……………………… 45

第 1 章

人工智能与医疗

1.1 人工智能在医疗领域的发展

人工智能（Artificial Intelligence，AI）是计算机科学的一个分支，是通过对人的意识和思维过程进行模拟并加以系统应用的一门新兴科学。当下热度较高的"人工智能医疗"，实际上说的就是人工智能在医学领域的应用，涉及医疗领域的诊断、治疗、预防、科研和教学等方面，其终极目标是利用人工智能辅助人来预防疾病或为患者诊断、治疗。要实现医疗的人工智能化，其前提是医学数据，而医学数据主要包括医学信息数据、医学图像数据和生物学数据等。目前，人工智能技术在医疗领域的主要发展方向包括辅助诊断、医学图像识别、药品研发、健康管理、基因测序等，用到的技术包括语音识别、图像识别、自然语言处理和专家系统等。下面我们将介绍人工智能技术在医疗领域的发展。

1.1.1 人工智能在医疗领域的发展史

人工智能诞生于 20 世纪 40 ～ 50 年代，当时图灵发表了一篇论著，提出了著名的"图灵测试"，随后，人工智能经历了第一波早期的发展热潮，主要表现为早期推理系统、早期神经网络等系统的出现。

人工智能在医疗领域的发展，早期主要是将复杂专家医生的想法用数学和计算机技术来表征，将复杂的解释方法和专家医生的见解相结合，以改善医疗服务的工具。下面所列的是这一时期几个较为典型的医学人工智能的程序系统。

- **AAPHelp**：这是一个临床决策支持系统，主要用于急性腹部剧痛的辅助诊断和决策活动。

- **Internist-1**：这是一个医学诊断专家系统，拥有当时最大的知识库。
- **MYCIN**：这是一个首次采用了知识库、推理机结构的系统，可用于判断患者感染的病菌类型并提出诊断方案，并能给出答案的可信度估计，形成了一整套专家系统的开发理论，为其他专家系统的研究与开发提供了范例和经验。
- **CASNET**：这是一个几乎与 MYCIN 同时开发的专家系统，用于青光眼等疾病的诊断。
- **PIP**：这是一个采用了分类和推理机制的疾病发现系统，主要是根据用户描述的症状来发现疾病。
- **ABEL**：这是一个利用结构化数据和决策系统，使用多层次病理生理模型诊断酸碱和电解质紊乱相关疾病的程序。

上述 6 个系统紧跟现代科学技术的发展，其发展经历了一个循序渐进的过程。同时，这 6 个系统中提出的医学文本的数学表达方式和数据推理模式具有典型的代表性。

（1）AAPHelp。1972 年，由英国利兹大学的 Tim De Dombal 和 Susan Clamp 研发的 AAPHelp 是已有记载资料当中医疗领域最早出现的人工智能系统。这个系统是一种临床决策支持系统，主要用于急性腹部剧痛的辅助诊断和决策活动，可以根据患者的状况推断引发疾病的原因。1974 年，该系统的诊断准确率已超过部分有经验的医生。但是，AAPhelp 有一个致命缺陷，那就是它的计算时间过长。它基本上需要一整夜的时间来计算诊断结果，对于临床应用来说效率偏低。

（2）Internist-1。20 世纪 70 年代，不少新的成果涌现出来。Internist-1 于 1974 年由匹兹堡大学医学院主任 Jack D. Myers 与计算机科学家合作研发，主要用于内科复杂疾病的辅助诊断。这个系统采用 Dialog 语言开发，其中的诊断及其表现如图 1-1 所示，其诊断结构的一部分如图 1-2 所示。系统利用启发式规则（heuristic rule）算法来划分问题和用排除法来逐步消除诊断的可能选项。Internist-1 对某种单一疾病的诊断效果较好，但是在处理复杂病例时效果不佳。

疾病诊断规则会根据内存中存储的疾病概况生成一个分级诊断列表，一旦无法确定某种诊断时，系统会提出检查或观察的建议。在系统体验方面，想要使用 Internist-1 的医生和护理人员发现培训时间长且界面笨拙。用 Internist-1 对某一问题做出回答需要大约 30 ～ 90 分钟，时间无疑太长了。

20 世纪 80 年代初期，Myers 和他的合作者开始认为 Internist-1 的某些应用功能是负担，因此说 Internist-1 是医疗专家系统里过时的"甲骨文"。快速医学参考（Quick Medical Reference，QMR）也是基于 Internist-1 开发的算法，融入了新的技术哲学理念。20 世纪 80 年代中期，Internist-1 被 QMR 所取代。Internist-1 的主要竞争对手有 CASNET、MYCIN 和 PIP。

（3）MYCIN。MYCIN 系统是一种对血液感染患者进行诊断和选用抗菌素类药物的专家系统。这个系统的名称取自抗生素的英文后缀 mycin。这个系统在 20 世纪 70 年代由斯坦福大学的几名研究人员历时 5 ～ 6 年开发而成，最开始是由 Edward Shortliife 用 Lisp 语言编写的，并得到了 Bruce Buchanan、Stanley N.Cohen 等人的指导。

序号	门静脉阻塞	表现及对应分值
1	肝静脉楔压正常	0
2	脾肿大	1
3	胃肠道出血	1
4	静脉曲张-食管	2
5	门静脉阻塞放射照相术	5
6	贫血	1
7	阑尾炎病史	1
8	腹水	1

图 1-1　Internist-1 中的诊断及其表现

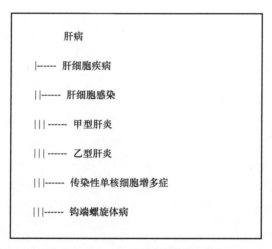

图 1-2　Internist-1 诊断结构的一部分

MYCIN 使用了简单的推理引擎，其约包含 600 条结构化的规则。只要用户按顺序依次回答其提问，系统就能自动判断出患者所感染细菌的类别。这个系统提供了两种解决方案：一种是系统通过每个诊断的概率提出疾病诊断的置信空间；另一种是针对问题和规则给出推荐的最优的几个排序的诊断方案或者处方。

MYCIN 共分为如下 3 个部分。

■ **输入部分**：以患者的病史、症状记录和化验结果等作为输入数据。

- **推理部分**：运用两条或者多条规则对输入的数据推理，找出导致感染的细菌。若是多种细菌，则用 0 和 1 之间的数值给出每种细菌的概率，得出不同细菌的权重值。例如，运用一条规则得出的结论中生物体是大肠杆菌，其权重为 0.8，而运用另一条规则得出结论生物体是金黄色葡萄球菌，其权重为 0.5 或 -0.8。如果权重小于 0，则说明实际结果与假设相反。典型的 MYCIN 规则如图 1-3 所示。

- **输出部分**：给出治疗方案。所给出的药物剂量可根据患者体重进行调整。

如果同时满足以下3个条件：

- 所述生物体是革兰氏阳性；
- 所述生物体是球菌的形态；
- 生物体的生长呈链条状。

那么可以得到以下结论：

有启发性的证据（0.7）它的身份

生物体是链球菌

图 1-3　典型的 MYCIN 规则

MYCIN 的最大影响是它的表示和推理方法不仅可以应用于医学领域，还可以应用于许多非医学领域。

（4）CASNET。CASNET 是美国罗格斯大学从 1960 年开始开发的专家咨询计划 / 青光眼（CASNET/Glaucoma）。该校的研究重点之一是研究专家知识的表示和开发会诊系统的推理策略，重点研究的是医学会诊问题。这项研究涉及用于描述疾病过程的因果关联网络（Causal-Associational Network，CASNET）模型及其在青光眼专家级咨询计划中的应用。截至 2019 年，这种方案还被推广到了风湿病学和内分泌学中，用来构建疾病的推理模型。迄今为止，基于专家模型的咨询方案的经验表明，这种方法大大促进了医学知识的获取和知识体系的构建。

（5）PIP。麻省理工学院开发的现病计划（Present Illness Program，PIP）囊括了大量的疾病假设和结论，可用于处理不同用户的需求。也就是说，假设患者患有某种疾病，或者有某种临床或生理状态，就将相应的疾病或状态与原有的假设原型加以匹配，分析匹配度。PIP 同时采用分类和概率推理机制。如果把报告导入 PIP 系统，就可以通过用户自愿实施或者程序自动响应，根据所有已知的描述查找疾病问题。例如，根据报告，PIP 将尝试确定疾病的位置、严重程度、时间、是否对称、疼痛和红斑等。

（6）ABEL。20 世纪 80 年代早期，麻省理工学院在 PIP 的基础上开发了电解质和酸碱紊乱诊断和治疗计划系统。

医生的诊断一定程度上依赖于实验室的信息（如血清、电解质等）。疾病可能会随着时间的推移而发生变化，而实验室的信息可以对此提供额外的诊断参考资料。ABEL 系统由 4 个主要部分组成：特定患者模型（Patient Specific Model，PSM）、全局决策部分、诊断部分和治疗部分。PSM 描述了医生在诊断和管理患者时的不同疾病因素，通过存储结构化数据，采用决策系统来对不同的疾病任务进行诊断和治疗。

研究的本质不是研究电解质和酸碱紊乱的技术，而是希望据此来确定是否有可能开发出一个"人工智能"程序——一个可以与专家水平相当的用于诊断处理和患者管理的程序。

除了上述 6 个系统，值得一提的还有斯坦福大学开发的 ONCOCIN 系统。这个系统是基于规则的推理程序，包含癌症化疗的必要知识，主要用于辅助医生治疗癌症。早在 20 世纪 80 年代，业内已经出现了一些商业化应用系统，如美国匹兹堡大学开发的快速医学参考（Quick Medical Reference，QMR）、由哈佛医学院开发的 DXplain 等。这些系统利用临床决策支持系统来解释疾病的临床表现，兼具电子医学教材和医学参考系统的特点。

受限于软件、硬件两方面的技术发展，人工智能技术在第一次浪潮后陷入低谷。进入 20 世纪 90 年代，人们专门研究计算机怎样模拟或实现人类的学习行为，以获取新的知识或技能，重新组织已有的知识结构，使之不断改善自身的性能，并开始利用神经网络完成模式识别等任务。自此，人工智能在医疗领域迎来了第二次发展热潮。

在此之前，很少有机器能真正减少人类的脑力劳动，更无法代替人类的思维进行运算和判断。在计算机技术有了进一步发展后，人们研制出了能够模拟人脑进行思考判断的程序。计算机的出现实现了部分人工智能的构想，但距离实现真正的人性化和智能化，尚有很大的差距。后来，大规模并行计算、大数据、深度学习算法和芯片这四大催化剂的发展以及计算成本的降低，使人工智能技术得到了突飞猛进的发展。

2006 年以后，人们开始研究让计算机模拟或实现人类的学习行为，以获取新的知识或技能，重新组织已有的知识结构，以不断提升系统的性能。人们开始利用神经网络完成模式识别等任务，人工智能技术也迎来了近 20 年的第三次发展热潮。人们发现了一种运行深度学习算法的硬件平台——图形处理单元（Graphics Processing Unit，GPU），利用它的强大并行运算能力突破深度学习算法的训练瓶颈，挖掘人工智能的潜力，助力移动互联网应用、自动驾驶、智慧交通及智能医疗等领域的发展。

我国医疗人工智能的研究始于 20 世纪 70 年代。1978 年，北京中医医院关幼波教授与计算机科学领域的专家合作开发了"关幼波肝病诊疗程序"，首次将医学专家系统应用到我国传统中医领域。此后出现的医疗人工智能产品还有"林如高骨伤计算机诊疗系统""中国中医治疗专家系统""中医计算机辅助诊疗系统"等。

总的来说，医疗人工智能方面早期的研究为后期的临床应用做了很多探索。就目前的医疗技术和人工智能技术而言，医疗领域人工智能的探索仍然是研究和市场的热点。

1.1.2   "人工智能 + 医疗" 行业现状

人工智能技术应用于医疗领域，是指基于个性化就诊数据、生理数据和影像数据等，应用相关人工智能技术，辅助医生提高疾病诊断的准确率，实现疾病预测、为患者提供治疗方案甚至实施治疗。面对人口老龄化、慢性病患者群体增加、优质医疗资源紧缺、公共医疗费用攀升等现实问题，"人工智能 + 医疗" 为当下的医疗领域带来了新的发展方向和动力。人工智能技术在医疗领域的应用涉及患者服务、临床诊疗、医院运营管理、区域医疗协同和家庭健康等多个子领域，涉及语音识别、自然语言处理、计算机视觉、机器人、机器学习等技术。

企业运用人工智能技术为医疗领域提供解决方案是当下人工智能技术在医疗领域的典型应用方式，也是所谓的 "AI+ 医疗" 的一种落地途径，主要体现在电子病历、医学影像、健康管理、辅助诊疗、疾病风险预测、药物挖掘、医院管理、医院管理平台等，如图 1-4 所示。

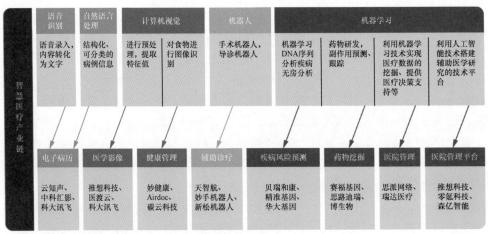

注：部分人工智能企业同时涉足多个应用场景，此图谱将其归为某一应用场景下。
资料来源：公开资料，德勤研究。

图 1-4   智慧医疗产业链（选自《中国人工智能产业白皮书》，2018）

下面我们简单介绍一下几家上市公司在医疗人工智能领域工作。

1. IBM

IBM 公司的沃森健康（Watson Health）致力于构建智慧医疗生态系统。其在医疗领域的商业战略体现在三方面：一是运用深度学习技术，聚焦肿瘤领域，并向其他领域扩展；二是收购相关公司，扩展数据和技术资源；三是与医院或企业合作，扩展使用场景。Watson 曾与麻省理工学院和哈佛大学联合探索癌症产生的抗药性，还联合辉瑞公司探索癌症药物的研发。

2. 阿里巴巴

阿里健康提出"用大数据助力医疗，用互联网改变健康"的理念，并于 2017 年 7 月发布医疗"Doctor You"AI 系统。

阿里健康的平台分别有临床医学科研辅助平台、医疗人工智能开放平台、临床医师能力训练平台、诊疗辅助决策医疗辅助检测引擎等。阿里健康以用户为核心，全渠道推进医药电商及新零售业务，并为大健康行业提供线上线下一体化的全面解决方案，以期实现社会医药健康资源的跨区域共享配置，提高患者就医购药的便捷性。

阿里健康还与医院、科研院校等外部机构合作，开发打造包括糖尿病、肺癌预测、心理智能、眼底筛查在内的 20 种常见、多发疾病的智能诊断引擎。

3. 腾讯

腾讯运用计算机视觉、机器学习、自然语言处理、深度学习等人工智能技术与医学跨界融合，分别在医学图像、AI 辅助诊疗等方面进行研究，致力于实现辅助医生进行疾病筛查和诊断，提高临床医生的诊断准确率和效率。

截至 2021 年，成形的产品有"腾讯觅影""腾讯医典""腾讯云"等。腾讯依托微信丰富的数据量和数据维度，在医疗人工智能领域不断探索，如腾讯与中山大学附属肿瘤医院合作，在广东省汕头地区开展食道癌早期筛查系统试验，运用人工智能技术助力图像处理，帮助开展食道癌早期筛查，在提升医疗机构医疗能力的同时，显著降低了人工投入成本。

腾讯的人工智能实验室还和卓健科技、恩泽医疗两家公司合作，携手利用"腾讯觅影"开展"AI+ 医疗"的研究和应用，打造"互联网 + 智慧医院"，提升医院及医联体内部运转效率，为患者提供更优质的就医体验。

4. 谷歌

早在 2016 年，谷歌 DeepMind 对外公布成立 DeepMind Health 部门，与英国国家医疗服务体系（National Health Service，NHS）合作，帮助他们辅助决策，提高诊断效率、缩短诊断时间。

近期，谷歌在医学方面的研究主要有对皮肤病信息进行研究以改善皮肤病，通过人工智能机制预测威胁眼睛疾病的情况，帮助医生制订头颈癌治疗方案，预测肾脏损伤的风险，探索不同疾病（如贫血）的相关新型生物标记物，通过人工智能技术改善肺癌、乳腺癌的检查以及其他医学成像和诊断方面的研究。

5. 苹果

Health OS 是苹果公司构建的一个健康系统，通过将硬件连接设备与个人健康记录集成，以全面了解用户健康情况。在硬件方面，苹果已推出了 Apple Watch，可用于监测心率、血压、血氧饱和度、睡眠状态等。在软件方面，Health App 充当着所有健康数据的存储库，同时允许第三方开发人员在其健康应用程序接口工具包（Healthkit API）上构建相应的健康应用程序。苹果还将 CareKit 加入 Healthkit，主要面向用户群体多为患者。除了 CareKit，苹果还针对医学机构推出了 ResearchKit。ResearchKit 不仅简化了研究招募过程，形成规模更大的研究群体，并且基于智能手机的特性，还能够进行长期跟踪调查和实时数据反馈。

6. 百度

2016 年，百度以"开启智能医疗新时代"为主题，正式对外发布百度人工智能在医疗领域内的最新成果——百度医疗大脑，对标谷歌和 IBM 的同类产品。百度医疗大脑应用了人工智能技术，通过海量医疗数据、专业文献的采集与分析，模拟医生问诊流程，根据用户的症状给出诊疗建议。百度医疗大脑典型的业务场景包括临床辅助决策系统、医疗大数据治理、智能诊前分诊助手等，主要通过应用图像处理技术、自然语言处理技术和知识图谱，为用户提供相应的技术服务。

7. 华为

华为旨在推进医疗大数据领域现代化改革，解决"看病难、看病贵"等问题。华为云依托自身云网融合、大数据、人工智能等先进的服务能力，基于数字化底座，与业内顶级医疗合作伙伴一起，为医疗行业提供完善的医疗应用和服务。已有的相关医疗机构的解决方案包括院前急救解决方案、医疗影像解决方案、医联体解决方案、慢病及健康管理解决方案、数字化医院解决方案、医药云解决方案和基因测序解决方案等。

8. 科大讯飞

科大讯飞主要致力于全科辅助诊断，智能助理和智慧医院，突出的贡献是电子病历。目前面向医院端的有语音电子病历、智慧门诊、云医生和医学图像云平台等。

9. 其他

在医学图像技术与 AI 结合的企业中，多个企业从临床的科室或者病种出发，有针对性地开发相关产品。如科亚医疗、数坤科技主要致力于心脑血管疾病的研究和对相关研究成果进行商业化推广，乐普医疗获得"冠状动脉支架输送系统"产品注册证；推想和深睿分别获得了肺部的 AI 诊断的三类医疗器械注册证；依图科技将医学图像 AI 用于骨龄检测；羽医甘蓝将深度学习技术与口腔医学深度结合，研究了自动诊断和医患交互系统。

人工智能在医疗领域的发展必须以有效的医疗大数据为基础，所以在医疗领域，凡是具备获取有效数据的领域，人工智能均有用武之地。例如，在基因测序、辅助诊断、药品研发等领域，医疗人工智能均有很大的发展前景。

1.2 人工智能在医疗领域的发展阶段以及具体实现

在本节中，我们主要介绍人工智能在医疗领域的发展阶段，以及各个阶段涉及的技术和应用。

1.2.1 发展阶段

医疗领域面临的挑战包括医疗资源不均衡、就诊时间长、误诊率高，以及由此引发的医患关系紧张、基层卫生医疗水平差等。目前，科研院校、医院与企业是人工智能技术研发的重要阵地，利用已有的人工智能解决方案（如智能影像）可以快速进行癌症早期筛查，帮助患者更早地发现病灶；也可以提供健康管理的方案，通过移动端、智能设备接入健康医疗，从源头改善人们的健康习惯。

人工智能在医疗领域的应用发展快速，但急需建立标准化的人工智能产品市场准入机制并加强医疗数据库的建设。不可否认，人工智能的确有助于解决医疗资源的短缺和分配不均的众多民生问题，但由于关乎人的生命健康，人工智能能否如预期那般得到广泛应用，还将取决于在产品商业化过程中如何制订医疗和数据监管标准，以及产品是否能满足人类真正的需求。

1. 人工智能在医疗领域的发展阶段

人工智能应用于医疗领域的核心是临床需求和算法的深度融合，其基础是数据及算力。优质的医疗数据是人工智能应用的基础。医疗数据的有效性表现在 3 个方面：电子化程度、标准化程度以及共享机制。从技术的发展来看，就医疗领域用到的人工智能而言，其发展可以分为 4 个阶段。

（1）数据整合阶段。从数据质量和数据数量两方面来看，由于医疗数据标准化低，共享机制弱，导致人工智能在医疗行业的应用领域和效果受限，因此我们需要对数据进行整体整合，实现数据互联互通。

（2）"数据共享＋智能感知"阶段。医疗数据整合到一定程度，图像识别、辅助诊疗等领域的产品应运而生。在这个阶段，数据和算法优势都成为重要壁垒，临床的实际需求与脚本也是重要一环。

（3）"健康大数据＋智能认知"阶段。随着数据的增多，其获取越来越容易。通过规范化数据的类别、存储模式，可以使用更多的有效数据，甚至出现足以替代人类医生或技师的人工智能应用。

（4）"技术和需求的深度融合"阶段。在此阶段，医疗领域用到的人工智能技术更上台阶，临床需求明确，现有的技术算法库与临床的医学信息库、影像库、生物库深度融合，可以有效解决不同的临床问题。

2. 技术和应用

下面我们从技术和应用两方面对人工智能在医疗领域的发展现状加以介绍。

（1）技术。医疗领域目前用到的人工智能技术主要有机器学习（Machine Learning，ML）、深度学习（Deep Learning，DL）、自然语言处理（Natural Language Processing，NLP）、机器人流程自动化（Robotic Process Automation，RPA）、语音识别（Speech Recognition，SR）、图像识别（Image Recognition，IR）和数据挖掘（Data Mining，DM）等。

（2）应用。医疗领域中的人工智能主要涵盖预防和保健、检测、诊断和治疗信息系统、设备等子领域。

- 预防和保健：人工智能和过程感知信息系统；面向医学的人类生物学和医疗保健领域的数据科学；面向医学的人类生物学和医疗保健领域的机器学习；基于人工智能的医疗保健路径和临床指南的构建和管理；医疗和保健教育中的人工智能。
- 检测：基于人工智能的人口健康的模型和系统；基于人工智能优化诊断流程。
- 诊断和治疗信息系统：利用多元异构数据，构建基于决策和案例的临床问题；生物医学计算平台和模型；医学中的自动推理和元推理；医学中的自然语言处理；基于知识和理论的临床辅助系统；基于人工智能的临床决策支持系统；医学知识图谱的构建。
- 设备：智能设备和仪器；机器人辅助诊疗设备。
- 其他：医学中人工智能的方法论和哲学；医学中人工智能的伦理和社会问题。

1.2.2　具体实现

近年来，人工智能技术与医疗健康领域的融合不断加深，随着机器学习、自然语言处理、机器人流程自动化、语音交互、计算机视觉和认知计算等技术的逐渐成熟，人工智能的应用场景越发丰富，人工智能技术也逐渐成为影响医疗行业发展、提升医疗服务水平的重要因素。人工智能在医疗领域的发展涉及患者服务、临床诊疗、医院运营管理、区域医疗协同和家庭健康等多个领域。

人工智能技术与医疗健康领域的融合主要体现在电子病历、医学影像、健康管理、辅助诊疗、疾病风险预测、药物挖掘、医院管理、医院管理平台等方向。

下面我们就几个典型的人工智能应用场景进行详述。

1. 智能电子病历

智能电子病历是记录医生与患者的交互过程以及患者病情发展情况的电子化档案，一般包含病案首页、主诉、检查记录、检验结果、诊断、住院记录、手术记录、医嘱等信息。这里所说的"智能电子病历"，专指运用了语音识别技术的智能电子病历，其除了具备电子病历常见的功能，还能根据特殊情况向医生给出提示，如图1-5所示。

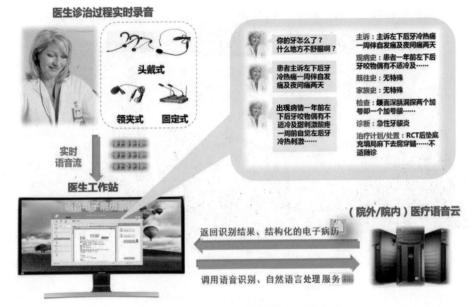

图 1-5　基于语音识别技术的智能电子病历

智能电子病历利用语音识别、自然语言处理等技术，将患者关于病症的描述与标准的医学库加以对比，为用户提供医疗咨询、自诊、导诊等服务。其中的语音录入功能可以解放医生的双手，让医生通过语音输入病历或查阅资料等。智能电子病历还可以将医生口述的医嘱按照患者的基本信息、检查史、过往史、检查指标、检查结果等形式形成结构化的电子病历，可有效提升医生的工作效率。

2. 智能医学图像

智能医学图像这一应用场景是指将计算机视觉技术、人工智能技术、自然语言处理技术应用在医学图像的诊断上。人工智能技术能够快速、准确地标记特定结构，进而提高图像分析的效率，让放射科医生有更多的时间关注需要更多解读或判断的内容，有望缓解放射科医生不足的问题。

智能医学图像涉及两方面内容：一是图像分割和识别，利用人工智能技术实现医学图像的分割与识别；二是基于影像数据、生理信息和电子病历信息的自动诊断环节，通过大量的影像数据和诊断数据，不断地对神经网络训练，促使其掌握自动诊断能力，例如图 1-6 所示的 DeepCare 羽医甘蓝口腔智能诊断方案，可以实现曲面断层片的自动分割和识别等。

3. 智能医用机器人

智能医用机器人的种类很多，按照其用途的不同可分为手术机器人、康复机器人、护理机器人、教学机器人和服务机器人等。

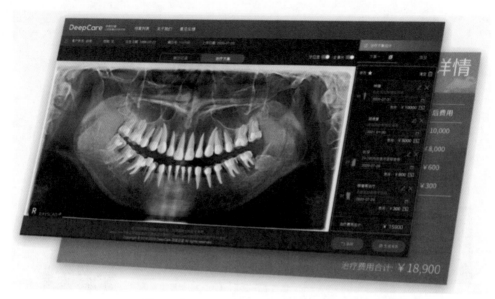

图 1-6 DeepCare 羽医甘蓝口腔智能诊断方案

（1）手术机器人。手术机器人的广泛使用对医疗技术的提升有很大的助力。在传统手术中，医生需要长时间手持手术器械并保持高度专注状态。手术机器人视野更加开阔，通过前期对手术的设计，在某些条件下其手术操作更加精准，合理的手术设计和操作有利于患者伤口愈合，减小创伤面和失血量、减轻疼痛等。口腔医学中计算机三维自动控制激光的微精细机器人如图 1-7 所示。

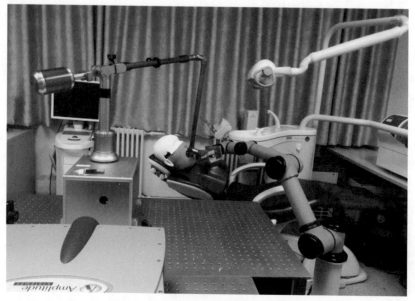

图 1-7 口腔医学中计算机三维自动控制激光的微精细机器人

（2）康复机器人。康复机器人所采用的技术涉及康复医学、生物力学、机械学、机械力学、电子学、材料学、计算机科学以及机器人学等诸多学科的知识，已经成为机器人领域的一个研究热点。目前，康复机器人已经逐渐应用到康复护理、假肢和康复治疗等方面，不仅促进了康复医学的发展，也带动了相关领域新技术和新理论的发展。

（3）护理机器人。护理机器人的出现可以加强家庭或医院的护理资源建设，解决残疾人、老年人以及儿童的护理问题。护理机器人可以有与人类相似的视觉、听觉、嗅觉等"机能"，也可以负重、与患者交流等。

（4）教学机器人。教学机器人是一种涵盖电子、单片机、传感器、人工智能、行为控制等多种案例的机器人，可以在多个学科领域中应用，帮助学生提升能力。

（5）服务机器人。服务机器人可以分为专业领域服务机器人和个人/家庭服务机器人。服务机器人的应用范围很广，主要从事维护保养、修理、运输、清洗、保安、救援、监护等工作。

4. 材料和药物研发

人工智能技术助力新型材料、药物研发，有助于缩短研发时间、提高研发效率、控制研发成本。在基础研究方面，把人工智能技术与生物学、医学、药学研究相结合，可以形成新的交叉学科领域——人工智能结构生物学、人工智能精准医学和人工智能新药研发。基于人工智能的生物医药新技术的发展将会促使这 3 个子领域产生更多的原创性研究。

目前，我国部分高校和制药企业布局 AI 领域，主要应用在材料、新药发现和临床试验阶段。基于现有的研究成果和大量的参考文献，通过人工智能技术可以提取出能够推动药物研发的知识，提出新的可以被验证的假说，从而加速药物研发的过程。图 1-8 是高卫平教授发表在化学及材料领域国际顶级期刊《德国应用化学》（*Angewandte Chemie International Edition*）的蛋白质 - 高分子精准偶联的示意图，说明了蛋白偶联方法的两种主要流程。

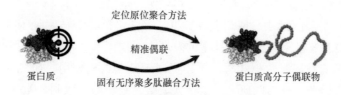

定位原位聚合方法

精准偶联

固有无序聚多肽融合方法

蛋白质   蛋白质高分子偶联物

图 1-8 蛋白偶联方法的两种主要流程
（选自高卫平老师的《精准偶联：制备蛋白质 - 高分子偶联物的新兴策略》）

5. 智能健康管理

智能健康管理是指利用传感器、芯片和数据处理技术监测个人健康状况，是人工智能技术在大众健康具体场景的应用。目前，智能健康管理主要集中于在线问诊、健康干预、慢病跟踪、风险识别、虚拟护士、精神健康以及基于精准医学的健康管理。随着人工智能的发展，大数据从个人的医院就诊信息拓展到个人生活中的信息，如运动、心律、睡眠数据，各类健康智能设备或智能手表通过对个人身体的血压、心率、脂肪率等多项健康指标进行检测，将采集的数据上传到云数据库形成个人健康档案，并通过数据分析建立个性化健康管理方案。

健康管理行业因其预防、调养的基调和个体化管理的特性，正在成为预防医学的主流。同时，通过了解用户个人生活习惯，使用 AI 技术进行数据处理，对用户的整体状态给予评估，进而给出个性化健康管理的建议方案，辅助健康管理人员帮助用户规划日常健康安排。依托可穿戴设备和智能健康终端，持续监测用户生命体征，也可以提前预测病情并进行处理。

1.3　人工智能在医学图像领域的应用

深度学习在医学图像领域发展迅速，发展前景广阔，可以有效提高医生工作效率，同时具有重要的理论研究和实际应用价值，对疾病的早期诊断有着重要意义。

医学图像是医生进行疾病评估的重要依据，不同种类的影像能够提供丰富而有效的信息。现有临床中主要有计算机断层扫描（Computed Tomography，CT）、磁共振成像（Magnetic Resonance Imaging，MRI）、医学超声成像（Ultrasound Imaging，UI）等。人工智能技术在成像、分割、图像分析及应用等方面有很大的优势，可以有效解决部分问题，但是在临床上还存在以下问题。

- 受到影像成像原理和技术限制，图像质量低，给医生读片带来困难，容易造成误诊。
- 人工读片只能实现定性分析，会忽略很多微小的定量变化信息。
- 医生水平参差不齐，导致主观性大。
- 人工读片耗费大量的精力和时间，难以实现全面的诊断。

在人工智能医疗影像行业发展初期，数据、算法、框架等技术处于探索阶段，随后的几年，随着数字化影像和采集设备等技术的发展，标准化的医疗数据获得变得越来越容易。随着数据增强技术的发展，数据和算法不再局限于某个机构使用。研究人员逐渐将重心转移向实现通用算法和平台方面的研究。数字人、数字脑、数字眼科、数字口腔、数字心脏、数字肺等人工智能板块被逐步搭建，商业化也在逐步落地。

2019 年年末，人工智能产品不再局限于肺结节方向的应用，而是延伸到了心脏、脑部、内分泌、病理、超声等众多领域，实现了针对多种疾病的辅助诊断。然而，从落地情况上看，严格意义上的人工智能项目还不多，而云影像存储与传输系统（Picture Archiving and Communication System，PACS）销售额占据了营收额近亿元级别人工智能企业的大部分营收额。

人工智能医疗影像行业还有一个绕不开的话题——审批。据动脉网统计，从 2017 年开始，美国食品药品监督管理局（Food and Drug Administration，FDA）逐渐批准了几款医疗人工智能产品。在 2018 年 1 月至 2019 年 9 月通过 FDA 审批的近 40 款人工智能产品中，有一半为非辅助诊断类。在我国，纵观 2019 年，在政策上给予人工智能支持的文件屈指可数。影像重建、影像增强的相关产品，因其不涉及辅助诊断，仅需二类证便可实现销售。截至 2019 年年底，相关审核标准尚未正式发布，相关产品取得三类医疗器械注册的数量仍然是零。商业化受挫、审批困难，因此很多企业将重心由销售转向研发，也收获了一些成果。

这一切在 2020 年出现了转变，新冠疫情推动了医院主动与各企业进行智慧化重建。随着国家开始逐步发放各类医疗影像人工智能软件三类证，进一步出台鼓励"人工智能 + 医疗发展"的政策，各细分领域的盈利模式逐渐明晰，市场进入快速成长期。

1.4　人工智能在口腔领域的研究进展

众多口腔医院及研究中心以"面向行业重大需求，引领行业技术发展"为宗旨，力争从口腔临床实际需求出发，采用最新的科学与工程技术手段及材料，研究和开发以"精确、自动、高效、微创"为目标的口腔数字化临床医疗技术、设备和材料。

笔者所在北京大学口腔医院以口腔医疗大数据和人工智能技术作为重点研究方向，主要从事以下领域的研究和探索。

- 在人工智能技术和口腔医学文本结合方面，与清华大学、科大讯飞公司共同开发基于语音的口腔电子病历系统，并于 2017 年开始推广使用。
- 在人工智能技术和口腔医学图像结合方面，和 DeepCare 羽医甘蓝公司合作，利用人工智能技术对口腔曲面断层片进行分析，对口腔疾病进行筛查，并成功将其应用于图 1-9 所示的系统中。陈虎医生开发了基于牙片的口腔牙位识别和龋齿检测系统（见图 1-9），杨慧芳工程师开展了在三维口腔锥形束 CT（Cone Beam CT，CBCT）分析中对牙齿等进行自动分割的研究（见图 1-10 和图 1-11），以及自动识别和标签生成技术的探索。
- 在教学方面，主要研究教学、力学导航系统，如教学机器人、临床手术机器人以及医院服务机器人。
- 在智能健康管理方面，致力于患者挂号就医指导、手术术后随访、医患沟通等方面的人工智能化课题研究。
- 在大众健康、疾病预防方面，致力于基于口内照片自动诊断、基于口腔和颅面部放射图像的疾病诊断等。
- 在技术方面，医学图像的自动分割及识别是医学自动诊断的重点。基于 CT、MRI 等图像，实现图像自动分割不仅可以减少临床医生的读片时间，同时可以提高诊断的准确率。在口腔医学中，CBCT 数据扮演着重要的角色。CBCT 图像可以揭示颌面部硬组织、周边软组织结构随时间变化的情况，因此在口腔医学正畸、牙周、种植、外科等领域广泛应用。自动分割 CBCT 组织算法旨在自动提取、识别及分析颅骨、牙齿、牙槽骨（骨皮质和骨松质）、牙周间隙及牙髓腔和下颌管等的解剖结构，是纵向口腔 CBCT 图像分析中最关键的技术之一。

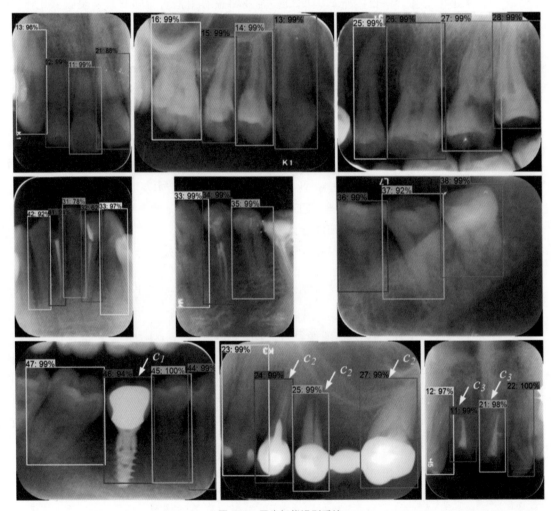

图 1-9 牙齿智能识别系统

未来，北京大学口腔医院的科研团队继续致力于利用深度学习技术在口腔医学中的应用，力求实现颌面部多个组织医学图像的自动分割，为实现口腔疾病的自动诊断奠定技术基础，为牙齿畸形的自动化排牙、牙周疾病的自动化诊断、口腔颌面外科手术规划等奠定技术基础。

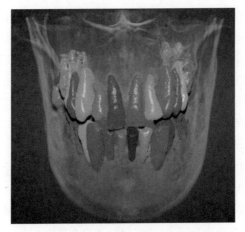

图 1-10　对牙齿进行自动分割

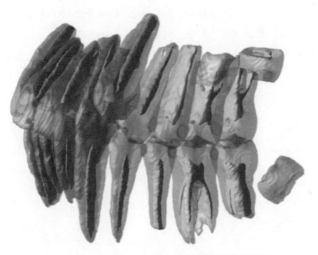

图 1-11　基于 CNN 对牙齿及牙髓腔的自动分割

1.5　拓展阅读

[1] Shortliff E H，Buchanan B G. A model of inexact reasoning in medicine. Mathematical Biosciences. 23 (3–4): 351– doi:10.1016/0025-5564(75)90047-4. MR 0381762.

[2] Jackson Peter. Introduction to expert systems. Addison Wesley Longman Limited. p52.

[3] Peter Szolovits, Stephen G. Pauker. Categorical and Probabilistic Reasoning in Medical Diagnosis. Artificial Intelligence. 11:115-144, 1978.

[4] Casimir A Kulikowski, Sholom M. Weiss, Representation of expert knowledge for

consultation: The CASNET and EXPERT projects, Artificial Intelligence in Medicine, p35.

[5] Swartout W R. A Digitalis Therapy Advisor with Explanations, Laboratory for Computer Science, Massachusetts Institute of Technology, Technical Report TR-176 (1977).

[6] Szolovits P. Remarks on Scoring, unpublished class notes, Massachusetts Institute of Technology (1976).

[7] Peter Szolovits, Stephen G Pauker. Categorical and Probabilistic Reasoning in Medical Diagnosis, Artificial Intelligence. 11:115-144, 1978.

[8] Weiss S M. Presentation at the Third Illinois Conference on Medical Information Systems, University of Illinois at Chicago Circle, 1976.

[9] Patil R S, Szolovits P and Schwartz W B. Modeling Knowledge of the Patient in Acid-Base and Electrolyte Disorders. Chapter 6 in Szolovits, P. (Ed.) Artificial Intelligence in Medicine. Westview Press, Boulder, Colorado, 1982.

[10] Edward H. Shortliffe, A. Carlisle Scott, Miriam B. Bischoff, A. Bruce Campbell, William Van Melle, Charlotte D. Jacobs, ONCOCIN: an expert system for oncology protocol management. Proceedings of the 7th International Joint Conference on Artificial Intelligence (IJCAI '81), Vancouver, BC, Canada, August 1981.

第 2 章

医疗领域中的图像处理

医疗领域中的图像处理通常包括图像采集、图像处理、数据分析和临床应用这 4 部分。一般的图像处理过程包括图像获取、图像预处理、图像标注、图像分割、图像配准、图像融合、三维重建等。

2.1 医疗领域的图像处理技术及其应用

在临床医学中，主要以 X 射线、CT、MRI、超声和核医学等影像设备为医学数据来源。在图像处理中，主要涉及数学、物理学、计算机科学等知识，若相关从业者了解基本的图像处理技术，辅以合适的工具，可以起到事半功倍的作用。

目前，人工智能逐渐改变了对自然图像和视频的分析选择方法，对于医疗领域的图像处理，人工智能技术也发挥了很大的作用。人工智能工具和计算机辅助诊断（Computer Aided Diagnosis，CAD）的结合可以辅助临床医生，优化诊断流程。深度学习作为一种新兴技术，在医学图像的检测、分类与诊断、图像分割、识别与标记等领域表现出很大的优势。随着对 TensorFlow 和 Keras 等深度学习框架的应用，许多人工智能技术已逐步应用于临床。

据悉，首都医科大学附属北京同仁医院、北京航空航天大学及北京化工大学和多所国内外高校共同研发眼底疾病人工智能诊断系统，通过训练经光学相干断层扫描检查得到的数据，建立了一个基于少量样本的分层深度学习系统（Hierarchical Deep Learning System，HDLS）来模拟青光眼等的诊断过程。结果表明，利用视网膜眼底图像和基于知识的决策系统可以加速对青光眼的诊断。

首都医科大学宣武医院放射科、数坤（北京）科技有限公司以及上海交通大学附属第六人民医院放射科团队共同设计了一种系统，可以利用三维卷积神经网络对 CT 血管造影中的血管进行重建，以有效地避免对患者的二次扫描，减少患者接受的辐射剂量，同时缩短医生的数据处理时间和手术时间。

德国慕尼黑工业大学信息系 Schoppe 等人以小鼠的全身分割为例，搭建 AIMOS（AI-based Mouse Organ Segmentation）深度学习分割系统，该系统可以在 1 秒内自动分割小鼠的主要器官，比以前手动分割加快了许多。机器全自动分割还可以减少人员操作过程中带来的偏差，具有可复用性。

分类和高维特征提取是深度学习的优势功能，在口腔医学中的应用分别有基于模型数据的分割及识别、基于 X 线片数据的牙槽骨的骨密度分析、基于 OCT 的龋齿照片检测、基于 CBCT 数据的牙齿标记等。北京大学、上海科技大学、浙江大学、上海交通大学、南京航空航天大学、韩国首尔延世大学等多个团队，利用深度学习技术对口腔 CBCT 多组织进行三维重建，并将重建后的组织用于口腔种植、正畸等治疗中。

人工智能技术可以辅助诊断早期疾病，实现快速、高效的大规模筛查。从技术层面而言，人工智能技术作为一种创新技术，可给传统的影像学诊断分析流程带来变革；从市场层面而言，人工智能技术则为现有的流程带来改进与效率提升，可催生巨大增量市场，形成颠覆性变革。

在"医学图像 + 人工智能"的商业产品中，产品能力、技术能力、商用价值，以及未来潜力是较为令人关注的点。目前，市场上较为成功的产品有推想医疗的肺部智能解决方案、数坤科技的冠状动脉人工智能辅助诊断系统、科亚医疗的"深脉分数"、深睿医疗的肺癌早期筛查模型、联影智能的人工智能全流程诊疗工作流。随着科技的进步，会有更多新的产品应用于临床及大众生活中。

2.2 医学图像处理案例

在医学临床实践和科学研究中，经常需要对人体某组织或器官的边界、形状、截面积或体积进行测量，从而获得该组织或器官的结构或纹理信息。精确的分割和测量对疾病的诊断和治疗有重要的临床意义。所谓图像分割（image segmentation），就是根据某种均匀性（或一致性）原则将图像分成若干个有意义的部分，使每一部分都符合相应原则的要求。图像的分割在很多情况下就是像素点或体素点的分类问题。图像分割技术在医学中应用较广，如测量肿瘤的大小、长度和宽度，基于图像进行手术规划、手术模拟，机器人手术导航等。

与传统的图像分割方法相比，基于深度学习的图像处理方法有了显著的性能提升。Faster-RCNN、YOLO（You Only Look Once）、U-Net 等算法是其中的典型代表，各种算法也不断被改进。不同的算法开始应用于不同模态的医学图像、不同组织器官的病灶检测任务中。但是，由于医学图像和疾病的多样性、复杂性，其病灶检测任务各不相同。接下来，我们简要介绍 6 种医学图像的常规处理流程。

- 口腔 CBCT 分割。本案例会以三维体层数据为例，通过手动标注特征，对牙齿、牙髓腔及骨组织进行三维重建，重建的数据可以用于三维打印和力学模型等。

- 肺部增强 CT 气管及血管组织分割。本案例通过提出问题和分析问题的模式，对数据中气管、支气管、血管进行标注，利用深度学习技术训练网络并识别出相应的组织，以获得有助于临床诊断的结果。
- 对术前和术后的数据进行配准比较。本案例提出一种分析患者术前和术后组织变化的分析方法，有助于对患者进行术后跟踪或者对疾病进行时间序列的观察。
- 对骨组织的微观形态分析。本案例借用微型计算机断层扫描（Micro Computed Tomography，Micro-CT）拍摄的骨组织，详细地介绍骨的分割、骨小梁的计算参数，以及对骨的各向异性分析。
- 医用粉末植入材料的分析。本案例通过阈值法和分水岭算法，对细小颗粒进行分割，通过连通单元分析模块对粉末的相关参数进行计算。
- 肾脏区域的标注。本案例采用 YOLO 算法实现一个组织或病灶区域的自动圈选。我们建议读者利用开源软件自行搭建 YOLO。

2.3　医学图像处理的常用软件

医学图像处理的开发技术及工具已有很多，也有很多开源的算法库可以使用。现有的比较成熟的图像处理软件主要有 Mimics、Dragonfly、Amira、3D Slicer、ImageJ 等。开源的图像处理库有 VTK、ITK、IGSTK、OpenCV、OpenGL 和 AForge.NET。

深度学习的库主要有国内的 AIMIS 3D（AI-based Medical Image Segmentation for 3D Visualization），而采用的开发语言有 Python、C、C++ 和 Java 等。

初级的开发人员、临床医生通常会选择已有的成熟软件，但对资深开发人员来说，自行搭建相应的平台更能满足个性化需求。所有操作以明确处理图像为目的，也就是说，需要理解在计算过程中对图像使用的算法代表的含义。

在本节中，我们主要介绍 ImageJ、MATLAB、VTK、MIPAR、Dragonfly 和 OpenCV 等几种医学图像处理方向的常用软件或库。

2.3.1　ImageJ

ImageJ 是基于 Java 开发的图像处理软件，由美国国立卫生研究院（National Institutes of Health，NIH）开发，可运行于 Windows、macOS、Linux 等多种系统。ImageJ 是一款开源软件，在科研中应用得非常广泛，可以满足神经科学领域以及其他一些生命科学领域基本图像分析的需要。

ImageJ 可以显示、编辑、分析、处理、保存和打印图像，可以兼容多种图像格式，如 TIFF、GIF、JPEG、BMP、DICOM、FITS 和 RAW 等。ImageJ 支持图像栈功能，也就是说，可在一个窗口里以多线程的形式对多个图像并行处理。ImageJ 支持像素和体素的计算，可以测量距离和角度，支持图像处理功能，如对比度操作、锐化、平滑、边缘检测和滤波等。

除了以上的基础功能，科研人员还为 ImageJ 开发了众多的插件，包括数据输入和输出、图像滤波、图像分割、宏记录以及应用工具包。用户可以登录 ImageJ 官方网站，自行下载相关插件。ImageJ 原本仅支持 JavaScript 或通过 ImageJ Jython Bridge 调用其他语言，现在 ImageJ 的衍生版本 Fiji 支持 Python 脚本编程。

ImageJ 的功能非常强大，常见的应用包括自动图像拼接、背景校正、图像标注、免疫荧光分析（感兴趣区大小、数量、长度等分析）、孔隙率计算（表面积、体积测量）和细胞计数等。

2.3.2　MATLAB

MATLAB 是由美国 The MathWorks 公司出版的商业软件，是一种用于算法开发、可视化、数据分析及数值计算的交互式环境。MATLAB 可以用于矩阵处理、函数计算、图形绘制、算法实现，用户还可以通过创建界面，调用其他语言（包括 C、C++、Java、Python、FORTRAN）进行图形化仿真和基于模型等设计。

截至 2020 年，MATLAB 在全球拥有 400 万用户，这些用户分别来自工程、科学和经济学领域。MATLAB 主要用于数值运算，但利用为数众多的附加工具箱，它也适合不同领域的应用，例如控制系统设计与分析、影像处理、深度学习、信号处理与通信、金融建模和分析等。另外还有配套软件包 Simulink 提供可视化开发环境，常用于系统模拟、动态 / 嵌入式系统开发等方面。

在 R2017b 后的 MATLAB 版本更推出了深度学习的工具，使其能够视觉化地快速构建人工智能模型，并将之通过各种转码部署于硬件中。

MATLAB 具有如下特点。

- 高效的数值计算及符号计算功能，能使用户从繁杂的数学运算分析中解脱出来。
- 具有完备的图形处理功能，可实现计算结果和编程的可视化。
- 友好的用户界面及接近数学表达式的自然化语言，使初学者易于学习和掌握。
- 功能丰富的应用工具箱（如信号处理工具箱、通信工具箱等），为用户提供了大量方便、实用的处理工具。

MATLAB 的应用范围非常广，包括信号和图像处理、通信、控制系统设计、测试和测量、财务建模和分析以及计算生物学等众多应用领域。

2.3.3　VTK

VTK（Visualization ToolKit）是一个开源的软件系统，主要用于三维计算机图形学、图像处理和可视化。VTK 是在面向对象原理的基础上设计和实现的，它的内核是用 C++ 构建的，含有大约 250000 行代码和 2000 多个类，还包含几个转换界面。用户也可以通过 Java、Tcl/Tk 和 Python 等语言使用 VTK。

VTK 具有如下的特点。

- 强大的三维图形功能。VTK 既支持基于体素的体绘制，又保留了传统的面绘制，在改善可视化效果的同时又可以充分利用现有的图形库和图形硬件。
- VTK 的体系结构使其具有非常好的流和高速缓存的能力，在处理大量的数据时不必考虑内存资源的限制。
- VTK 能够更好地支持基于网络的工具，比如 Java 和虚拟现实建模语言。
- VTK 能够支持多种着色器接口，如 OpenGL 等。
- VTK 具有设备无关性，其代码具有良好的可移植性，其官方也给出了各个编译器的技术文档与案例、教程。
- VTK 应用程序使用过滤器（Filter）操作数据，每个过滤器检查其接收的数据并产生输出数据。多个过滤器与数据源组成一个数据流网络。可配置的网络将原始数据转换为更易理解的模式。
- VTK 定义了许多宏，这些宏极大简化了编程工作并且保证了对象的一致行为。
- VTK 具有丰富的数据类型，支持对多种数据类型进行处理。其核心数据模型能够表示几乎所有与物理科学相关的现实世界问题，适合涉及有限差分和有限元解决方案的医学成像和工程工作。
- VTK 既可以工作于 Windows 操作系统，又可以工作于类 UNIX 操作系统。

2.3.4　MIPAR

MIPAR 是一款号称"材料科学家为所有科学家开发的图形数据处理软件"。其功能强大、操作简单，可自动对成百上千张图片进行批量处理。

MIPAR 在材料科学（晶粒统计、纳米颗粒定性与定量统计分析）、地质科学（不同特征区域自动化定量分析）、生命科学（免疫组化图片分析、荧光图片分析、HE 染色图片分析）、卫星地图（建筑物自动识别）等领域有着广泛的应用。

MIPAR 具有如下优势。

- 可以极大提高图形数据分析的效率，为用户节省宝贵的时间。
- 减少或避免人为主观因素造成的统计数据失误，提高科研数据的准确性与可重复性。
- 快速准确地提取图片中的感兴趣区（Region Of Interest，ROI），对图片进行着色后将其突出显示。
- 与其他图形软件相比，用户界面友好，操作简单，编程功能模块化，适合非编程人员开发复杂的图形处理功能。
- 面对来自图像的单调多变测量结果，研究人员可使用 MIPAR 来检测和测量特征。

2.3.5　Dragonfly

Dragonfly 是集深度学习与 Python 开发环境于一体的图像处理与三维重建软件。越来越多的科研领域开始借助三维影像设备诸如 CT、MRI、FIB-SEM、SBFSEM 等来对各种实验样品进行成像以获得其内部三维结构，而处理这种数据需要专业的软件支持。

Dragonfly 是为材料与生命科学、地质科学、制造业等领域的科研人员与工程师量身定做的软件。Dragonfly 基于开放的架构设计，可为材料分析、表面分析、过程评估、质控检测等高精度任务提供定性与定量的分析结果。

Dragonfly 具有如下优势。

■ 一款融合了深度学习技术的图像处理软件。
■ 开源的机器学习软件库。
■ 三维显示效果极好。
■ 一款专门为科研人员设计的图像处理通用软件。

Dragonfly 具有易使用和易操作的特点，可应用于生物医学、材料科学、岩土地质、电子及半导体、工业检测、逆向工程等技术领域。

2.3.6　OpenCV

OpenCV 是一个开源发行的跨平台计算机视觉和机器学习库，可以在 Linux、Windows、Android 和 macOS 等操作系统上运行。OpenCV 具有轻量且高效的特点，它由一系列 C 函数和少量 C++ 类构成，同时提供 Python、Ruby、MATLAB 等的接口，实现了图像处理和计算机视觉方面的很多通用算法。OpenCV 主要应用于人机互动、物体识别、图像分割、人脸识别、动作识别、运动跟踪等领域。

OpenCV 不依赖于其他的外部库，但可以使用某些外部库。

OpenCV 具有如下优点。

■ OpenCV 对非商业应用和商业应用都是免费的。
■ 开源的机器学习库。
■ 可以应用于计算机视觉的工程实践中。

2.3.7　Mimics

Mimics 是一款由 Materialise 公司开发的交互式的医学图像处理软件，软件的全称为 Materialise's interactive medical image control system。Mimics 软件可以基于 CT、MRI 或三维彩超的断层图像进行三维重建，输出通用的三维格式文件，分割后的三维格式文件可以用于 3D 打印、有限元（FED）分析等科学研究和医疗应用领域。Mimics 主要应用于临床、生物医学工程、材料工程等领域。

Mimics 的主要功能如下。

- 快速地建立从成像数据到重建的三维模型。
- 在二维和三维视图上进行精确测量。
- 生成 STL 格式的三维模型。
- 将生成的三维模型导入到 3-MATIC 进行网格优化。

2.3.8 Amira

Amira 是一款功能强大的多层面图像处理软件，可以用于可视化、处理和理解不同模态的生命科学数据，包括通过 CT、MRI、三维显微镜和其他技术采集的图像。Amira 是一款可以导入、分析、比较、量化和进行三维数据可视化的分析和建模系统，软件中重建的三维对象可以用三角形表面和四面体网格呈现。Amira 主要应用于显微镜和生物医学研究中的三维可视化及分析过程。

Amira 的主要功能如下。

- 导入和处理图像。
- 分割图像以及图像等三维表面重建。
- 分析和量化、特征测量和特征过滤。
- 结果导出和演示动画制作。

2.4 拓展阅读

[1] Xu Y, Hu M, Liu H , Yang H , Wang H, Lu S, Liang T, Li X, Xu M, Li L, et al. (2021). A hierarchical deep learning approach with transparency and interpretability based on small samples for glaucoma diagnosis. NPJ Digit Med 4, 48.

[2] Fu F, Wei J, Zhang M, Yu F, Xiao Y, Rong D, Shan Y, Li Y, Zhao C, Liao F, et al. (2020). Rapid vessel segmentation and reconstruction of head and neck angiograms using 3D convolutional neural network. Nat Commun 11, 4829.

[3] Schoppe O, Pan C, Coronel J, Mai H, Rong Z, Todorov M I, Muskes A, Navarro F, Li H, Erturk A, et al. (2020). Deep learning-enabled multi-organ segmentation in whole-body mouse scans. Nat Commun 11, 5626.

第 3 章
医学图像处理的常规流程

医学图像是反映解剖区域内部结构或内部功能的图像，是由一组图像元素——像素（二维）或体素（三维）组成的。医学图像是通过采样或重建产生的离散性图像表征，能将相关数值映射到不同的空间位置上。像素的数量是用来描述某一成像设备的医学成像的，也是一种描述解剖及其功能细节的表达方式。像素所表达的具体数值是由成像设备、成像协议、影像重建以及后期加工所共同决定的。

下面我们将按照医学图像处理的步骤分几部分进行介绍，包括图像获取、图像预处理、图像标注、数据增强、图像分割、图像配准、图像融合、三维建模及数据导出和数据分析。

3.1 图像获取

医学图像是某些器官或组织（生理学）功能的视觉表现，可以揭示隐藏在皮肤和骨骼中的内部结构，能够用于疾病的辅助诊断。在本节中，我们将介绍医学图像的获取方式、医学图像的存储格式以及医学图像的处理和分析。

3.1.1 医学图像的获取方式

在医疗领域，医学图像主要是通过医学图像设备获取（采集）的。医学图像设备广泛应用于临床诊断和治疗中，其所采集的图像分为结构图像和功能图像，其中结构图像是用于描述人体生理解剖形态的，而功能图像是用于描述人体功能或代谢的。

结构图像包括 X 射线成像、计算机断层扫描（CT）、磁共振成像（MRI）、超声成像（UI），以及各类内镜（如腹腔镜、喉镜、胃镜）图像等。功能图像包括正电子发射断层成像（Positron Emission Tomography，PET）、单光子发射计算机断层成像（Single-Photon Emission Computed Tomography，SPECT）、功能磁共振成像（Functional Magnetic

Resonance Imaging，FMRI）等。

3.1.2   医学图像的存储格式

医学数字成像和通信（Digital Imaging and Communications in Medicine，DICOM）是一组通用的标准协定。对于医学图像的处理、储存、打印、传输，DICOM 包含了档案格式的定义及网络通信协定。DICOM 是以 TCP/IP 为基础的应用协定，并以 TCP/IP 联系各个系统。两个能接受 DICOM 格式的医疗仪器间，可以用 DICOM 格式的档案来接收与交换影像及病人资料。

DICOM 主要包括文件头和像素数据两部分，文件头包括文件引言（meta information）和数据集（data set）。文件引言包含一些常用信息，如网络发送和接收的信息；数据集则包含病人信息、检查信息、序列信息和影像信息等。

从医院 PACS 系统导出来的图像包含一些病人的隐私信息，在处理医疗数据时，请务必进行脱敏处理。

3.1.3   医学图像的处理和分析

医学图像的处理主要包括去除干扰、突出有用的信号、对模糊图像进行恢复并使之清晰呈现等步骤。例如，对 X 射线所得的胸透照片，可以增强病变部位的边缘，以利于诊断。

医学图像的分析是指在图像处理的基础上对目标的各种特征进行定量描述。例如，在癌细胞自动识别中，为了确定一个性质，我们需要测定它的面积、形状、纹理、胞核结构等定量特征。进一步的图像分析还包括对场景的分析和理解等内容。

现阶段，医学图像的处理和分析主要有以下几种。

（1）**对放射图像或辐射图像的处理和分析**。主要指使用 X 射线辐射透视技术、超声成像技术、正电子成像技术、核磁共振成像技术进行诊断。被分析对象涉及全身各个部位，包括头部、胸腹部、五官、脊柱及四肢等，对拍摄对象进行生理活动状态下的形态测量分析，并将结果直接用于医学诊断。CT 图像的处理和分析可以作为现代医学诊断技术的代表，它利用各个被扫描的断层，通过一系列数学变换，恢复每个断层的影像，然后通过对若干相邻断层的连续处理得到一个完整器官或组织的三维图像。这种方法对于临床诊断具有重要的意义。

（2）**对显微图像的处理和分析**。其主要目标为：①通过对细胞和组织的高分辨率计算机分析技术，提高在疑难情况下的鉴别诊断效果；②研制高速度的生物细胞筛选装置，通过细胞形态特征对癌症等疾病进行普查；③实现图像分析自动化，自动发现被测组织，通过人机交互进行图像分析；④实现生物组织及器官的三维重建等。这类应用的共同特点是被分析的图像（如细胞或组织的切片或涂片）直接从显微镜输入。利用显微镜直接进行分析，应用方便，分析精度比较高。

（3）**对电镜图像的处理和分析**。对于某些内部对称的生物样品，利用电镜对一个或几个方位进行观察，再通过图像处理即可综合各种信息重建样品的三维结构。这种方法的改进可以解决某些不规则、不能形成晶体排列的样品的主体结构的分析问题，从而将生物分子水平的结构研究推进到新的阶段。

医学图像的处理和分析正向着损伤小、直观、能反映瞬间动态变化的成像方法发展，趋于噪声小、精度高、自动化等特点。

3.2　图像预处理

图像预处理一般包括空间的坐标变换、灰度值校正、数据的去噪、数据拼接等。在本节中，我们将介绍图像预处理中用到的知识，包括坐标系的定义、空间坐标变换以及图像灰度值归一化。

3.2.1　坐标系的定义

在图像处理的程序中通常运用 3 种坐标系：世界坐标系、解剖学坐标系和图像坐标系。

世界坐标系是系统的绝对坐标系，在没有建立用户坐标系之前画面上所有点的坐标都是以该坐标系的原点来确定各自的位置的。在医学图像中，一般不会直接运用世界坐标系，而采用解剖学坐标系或图像坐标系来分析物体的位置。

1. 解剖学坐标系

在医学图像处理中，最常用的坐标系是解剖学坐标系。这个坐标系由 3 个面组成，如图 3-1 所示，用来描述标准的人体组织在解剖学意义上的位置。

- 横断面（transverse plane）：与地面平行，分离人体的上（superior）与下（inferior）。
- 冠状面（coronal plane）：与地面垂直，分离人体的前（anterior）与后（posterior）。
- 矢状面（sagittal plane）：与地面垂直，分离人体的左（left）与右（right）。

解剖学坐标系是一个连续的三维空间，在这个空间中，图像被采样。在神经成像中，三维空间基本上通过解剖轴 anterior-posterior（前 - 后）、inferior-superior（下 - 上）和 left-right（左 - 右）来定义。不同的医学应用软件运用不同的三维空间定义方法，常用的三维空间定义方法有如下两种。

- LPS（Left, Posterior, Superior）：用在 Dicom 与 ITK 工具包上，定义方法为 "from right to left（从右到左）、from anterior to posterior（从前到后）和 from inferior to superior（从下到上）"。
- RAS（Right, Anterior, Superior）：用在 3D Slicer 软件中，定义方法为 "from left to

right（从左到右）、from posterior to anterior（从后到前）和 from inferior to superior（从下到上）"。

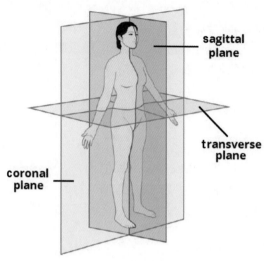

图 3-1   解剖学坐标系的 3 个面

从根本上来说，这两种三维空间定义方法有着相同的逻辑，是等效的。但是在处理图像过程中，还是有必要知道图像到底使用了哪种三维空间定义方法。

2. 图像坐标系

图像坐标系用来描述与解剖相关的图像是怎样被存储的。医学扫描仪成像时创建了规则的点和网格的矩形数组，它的原点在左上角。其中，i 坐标值向右递增，j 坐标值向下递增，k 坐标值向后递增。除每个体素 voxel(i, j, k) 的强度值外，坐标系的原点位置以及每个体素到原点的距离也被保存下来。原点代表 voxel(0,0,0) 的位置。

举个例子，DICOM 图像中可识别的体素大小为 (0.5mm,0.5mm,0.5mm)，某组织在解剖学坐标系是原点 (0,0,0)，但是对应的图像坐标系位置是 (100,50,25)，体素灰度值为 250。我们利用图像坐标系中的坐标得到各个体素的相对位置，然后根据相对位置和重采样的分辨率，就可以计算体素在解剖学坐标系中的位置。

3.2.2   空间坐标变换

在空间坐标变换过程中，假设图像 A 要变换到图像 B 对应的坐标系中，主要有 3 种变换类型。

（1）刚体变换（rigid body transformation），图像 A 经过平移和旋转变换到图像 B，在三维空间中，可沿着 x 轴、y 轴、z 轴平移或旋转，此过程共包含 6 个自由度，刚体变换属于线性变换的一种。

（2）仿射变换（affine transformation），图像 A 若要变换到图像 B，有 x、y、z 三个坐标轴，每个坐标轴对应的有平移、旋转、缩放和倾斜 4 种变换，共 12 种变换方式，即 12 个自由度。仿射变换也属于线性变换的一种。

（3）非线性变换（nonlinear transformation），图像 A 变换到图像 B 需要的自由度数大于 12，比如还需要图像局部的形变，这样的变换称为非线性变换。非线性变换常用于高分辨率图像配准。

在实验过程中，你可以根据实验目的来确定具体采用哪种方法。如果注重三维模型的空间结构，要导出分割后的三维模型，则可采用刚性变换或仿射变换；如果注重对疾病组与正常组的组间差异分析，可以采用非线性变换。

3.2.3　图像灰度值归一化

图像归一化，是指通过一系列变换，将待处理的原始图像转换成相应的唯一标准形式图像（该标准形式图像对平移、旋转、缩放等仿射变换具有不变特性）。

对于不同图像，扫描设备型号不同，扫描参数不同，为了保证图像序列中对应组织成像的灰度一致性，我们需要对图像进行归一化。归一化过程涉及的图像区域如图 3-2 所示。

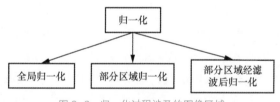

图 3-2　归一化过程涉及的图像区域

3.3　图像标注

利用人工智能技术对医学图像进行处理和分析，其前提是要对图像进行标注。如何对图像进行标注，选用什么软件对图像进行标注，都是要关注的重点。

3.3.1　图像标注的定义

图像标注（image captioning 或 image annotation）是指通过计算机给图像中的不同像素进行定义，是对图像中的组织和 ROI 进行定义或定位的过程。在医学图像标注领域中，临床诊断会涉及多种数据模态，标注的需求差异大、标注场景多。标注涉及的数据格式多样，如二维图像、视频、三维数据等。标注的呈现方式也不同，有点、线、面、体以及其他各种特殊形状等不同组合。

图像标注分为以下几种类型。

（1）关键点标注：对人体的组织解剖位置点（如人脸关键点、人体骨骼关键点、组织特征点等）进行关键点标注。

（2）线标注：用贝塞尔曲线和普通线段标注，支持对组织进行贝塞尔曲线标注，对图像目标的边缘、轮廓（例如骨组织边界、植入物边界等）用线段进行标注。

（3）边框标注：用二维方框、二维多边形框、三维圆柱体框、三维长方体框等标注出图像或视频数据中的指定目标对象，例如用 YOLO 算法分割将关注区域标注成二维方框。

（4）语义分割标注：标记图像中存在的内容及位置，根据属性进行像素级分割，支持两个类别或多个类别分割，例如腹腔多组织标注。

（5）三维点云及网格面片标注：将点云数据图像中的多类指定对象使用三维框进行标注，例如三维的正畸牙齿模型上的牙位标注。

（6）时间序列数据目标跟踪：支持人物追踪、视频轨迹追踪，截取视频关键帧，例如对连续画面中出现的同一目标标注相同的编码，从而记录目标轨迹的变化。

（7）文字标注及光学字符识别转写：将图像中的文字进行识别，并以文本的形式呈现。

3.3.2　图像标注软件

目前，二维图像的标注可以用 LabelMe 实现，三维图像的标注可以用 ITK-SNAP 和 3D Slicer 实现，病理图像的标注可以用 ImageScope 软件实现。Dragonfly 兼有图像导入、图像标注和图像处理与分析的功能。Pair 软件是一款专用于医学图像标注的软件。Dragonfly 和 Pair 软件都可以支持多种影像的人工智能项目的数据标注，包括二维数据、三维数据等。针对医学图像，软件支持的数据来源有 CT、X-RAY、MRI、PET、扫描电子显微镜（Scanning Electron Microscope，SEM）等。Pair 还支持病理切片、影像数据和自然图像的标注。

3.4　数据增强

根据医学图像不同的数据环境和数据处理目的，图像数据增强的方式不同。通过数据增强，可以创建不同的训练数据，同时避免过拟合。通过扩大图像的数量和多样性，研究人员也可以利用生成对抗网络（Generative Adversarial Network，GAN）构建案例，通过具有针对性的小变换来增加样本的输入数据量，提升模型的鲁棒性。还有一些机器学习库可用于计算视觉领域的数据增强，比如 imgaug 库封装了很多数据增强算法，可给开发者提供方便。

3.4.1　数据增强的定义

数据增强（data augmentation）是一种通过让有限的数据产生更多的等价数据来人工扩展训练数据集的技术。它是克服训练数据不足的有效手段，目前在深度学习的各个领域中应用广泛。但是生成的数据与真实数据之间存在差异，从而不可避免地带来了噪声问题。

3.4.2　图像数据增强

计算视觉领域的图像数据增强方法可以分为两类：一是基于传统的图像处理技术实现数据增强；二是基于机器学习的图像数据增强算法。

图像数据增强方法的分类如图 3-3 所示。

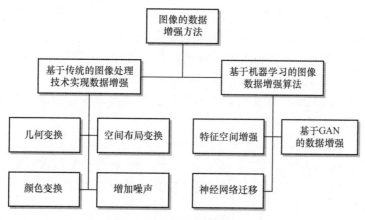

图 3-3　图像数据增强方法的分类

1. 传统的图像数据增强方法

传统的图像数据增强方法，通常使用图像处理技术（包括几何变换、空间布局变换和颜色变换），来完成数据的扩充，具体如下所示。

（1）图像放大、缩小（zoom in and out）：将图像按照一定的比例进行放大和缩小，在过程中并不改变图像中的内容。

（2）平移（translation）：向左、向右、向上或向下移动图像，可以避免数据中的位置偏差。

（3）旋转（rotation）：选择一个旋转角度，通过旋转图像改变图像的朝向。关于旋转角度需要慎重考虑，需要根据实际的处理对象进行设置，例如控制图像旋转角度在 20° 以内进行变化。

（4）翻转和镜像变换（flip and mirror）：进行水平或垂直方向的图像翻转和镜像操作。

（5）颜色调整（color space）：彩色图像计算机中通常会被编码为张量形式（高度 × 宽度 × 颜色通道），因此可以在颜色通道空间进行数据增强，比如将某种颜色通道关闭，或者改变亮度值。医学图像中的病理图像一般是彩色图像，CT、MRI 和超声图像一般为灰度图像。实验者可以通过增加或删除颜色信息，实现增加数据量的目的。

（6）噪声注入（noise injection）：噪声注入是指在原始图像上随机叠加一些孤立的、能够引起较强视觉效果的像素点或像素块，以扰乱图像的可观测信息，使其能够更好地提高卷积神经网络模型的泛化能力。常见的噪声有椒盐噪声、高斯噪声等。它们都是以不同的方式生成用于填充的像素遮掩点，再将之与原图混合，以扰乱原始图像的一些特征。

（7）卷积核滤波（kernel filters）：卷积核滤波是在图像处理中一种非常流行的技术，比如常用于锐化和模糊。将特定功能的核与图像进行卷积操作，就可以得到增强后的数据。在直观上，数据增强生成的图像可能会使得模型面对这种类型的图像具有更高的鲁棒性。

（8）混合图像（mix）：通过平均图像像素值将图像混合在一起是一种有违人类直觉的数据增强方法。对于人来说，混合图像生成的数据似乎没有意义。虽然这种方法缺乏可解释性，但是作为一种简单有效的数据增强算法，有一系列的工作进行相关的研究。Inoue 在图像每个像素点混合像素值来混合图像，Summers 和 Dinneen 又尝试以非线性的方法来混合图像，Takahashi 和 Matsubara 通过随机图像裁剪和拼接来混合图像，以及后来的 mixup 方法均取得了不错的成果。

（9）随机擦除（random erasing）：丢弃（dropout）机制是为了防止神经网络训练过拟合而提出的。随机擦除是指随机选取图像中的一部分，将这部分图像删除，这项技术可以提高模型在图像被部分遮挡的情况下的性能。除此之外，使用这项技术还可以确保网络关注整个图像，而不只是其中的一部分。

（10）裁剪（cropping）：如果输入数据集合的大小是变化的，裁剪可以作为数据预处理的一个手段，通过裁剪图像的中央色块，可以得到新的数据。

2. 基于机器学习的图像数据增强算法

基于机器学习的图像数据增强算法包括特征空间增强、基于 GAN 的数据增强和神经风格迁移等算法。

（1）特征空间增强（feature space augmentation）：神经网络可以将图像这种高维向量映射为低维向量，之前讨论的所有图像数据增强方法都可应用于输入空间中的图像。现在可以在特征空间进行数据增强操作，例如 SMOTE 算法，它是一种流行的增强方法，通过将 k 个最近邻的像素合并以形成新实例来缓解数据不平衡问题。

（2）基于 GAN 的数据增强（GAN-based data augmentation）：GAN 是非监督学习的一种方法，使用 GAN 生成模型来生成更多的数据，可用于解决类别不平衡问题。

（3）神经风格迁移（neural style transfer）：通过神经网络风格迁移来生成不同风格的数

据，以防模型过拟合。如将一幅图像的内容和另一幅艺术图像的风格结合，生成一幅艺术化的图像，在此过程中输入是内容图和风格图，输出是风格化的结果。

在实际使用过程之中，对这些数据增强方法往往不只使用一种，通常会组合使用，即使用一套数据增强策略。

3.5　图像分割

医学临床实践和科学研究经常对人体某组织或器官的边界、形状、截面积或体积进行测量，从而获得该组织的结构或病理信息，精确的分割和测量对疾病的诊断和治疗有重要的临床意义。

3.5.1　图像分割的定义

所谓图像分割（image segmentation）就是根据某种均匀性（或一致性）原则将图像分成若干个有意义的部分，使每一部分都符合相应原则的要求。图像的分割在很多情况下就是像素点或体素点的分类问题。

在医学图像中，图像分割技术发挥着重要的作用。自 20 世纪 50 年代起，图像处理领域诞生了一大批经典算法，但随着近年来计算机算力的提高，基于机器学习的各类神经网络成为研究的主流方向。通常我们需要将分割的技术与特定的领域结合，才可以有效解决图像的分割问题。

常见的图像分割有 3 种类型。

（1）语义分割（semantic segmentation）。语义分割是一种把每个像素赋予一个类别标签的方法。例如，如果一幅图像中的所有像素被分割为自己所属的类别标签，如一幅图像中有草地、人、蓝天、白云等多个标签，则用多个颜色予以标识。语义分割会为图像中的每个像素分配一个类别，但是对同一类别的对象不会加以区分。

（2）实例分割（instance segmentation）。实例分割用于检测图像中每个感兴趣类别中的不同对象。实例分割输出的是目标的边框（mask）和类别，是在语义分割的基础上再区分出同一类的不同个体。例如，牙齿是一个类别，但是每颗牙齿对应不同的牙位信息，要识别每颗牙齿的牙位，就是一个实例分割案例。

（3）全景分割（panoptic segmentation）。同时使用语义分割和实例分割的方法被称为全景分割。每个像素都被分配一个类别，如果一个类别里有多个实例，则用不同的颜色加以区分，我们就可以知道哪个像素是哪个类别中的实例。例如，图 3-4 中的黄色和红色都属于牙齿这个类别，但是分别属于不同的实例（牙齿），因此我们可以通过 mask 的颜色分辨出不同的实例。

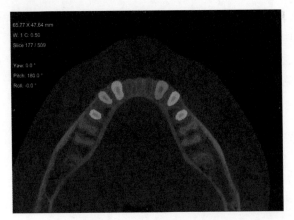

图 3-4　口腔中牙齿的全景分割

在 3.5.2 节和 3.5.3 节中，我们将介绍常用的经典图像分割技术和基于深度学习的图像分割技术。

3.5.2　常用的经典图像分割方法

常用的经典图像分割方法有阈值分割法、边缘检测法、区域增长法、聚类算法和分水岭算法等。

1. 阈值分割法

阈值分割法可以说是图像处理中最简单也最经久不衰的算法。若指定一个或多个阈值，即可将图像分割为数个不相交的集合。阈值最初是人为指定的，如果一幅图像的直方图呈现两个波峰、中间有波谷的特征，那么在波谷附近选择阈值也许是可行的。但显然并非所有图像直方图的分布都具有易于识别的特征，因此研究者们希望可以通过某些算法计算出阈值，这类算法被称为自适应阈值分割法，其中最经典的是大津法（Otsu's method）。

2. 边缘检测法

边缘检测是基于物体与背景之间在灰度（或纹理）特性上存在着某种不连续性而进行的检测技术。边缘是指它的两侧分别属于两个区域，两个区域在特性上存在一定的差异。如基于微分算子的边缘检测算法，包括基于一阶微分的 Prewitt 算子、Sobel 算子和 Roberts 算子，以及基于二阶微分的 Laplacian 算子。

3. 区域增长法

区域增长的基本思路是通过人为或计算指定一组种子，再确定一个判断标准。随后对各个种子的连接的相邻点进行判断，符合标准的点被加入种子的集合，不断重复这一过程，直至没有新的像素点出现。

4. 聚类算法

在图像分割中，不仅可以依靠图像的灰度差别，还可以依据图像的纹理或图像灰度派生的其他统计参数进行分割。聚类算法是指依据原始图像的灰度、纹理及其他统计参数共同构成的多维特征空间进行聚类分析。如果特征变量选择得合适，则被识别的对象点就会成团、成簇地分布。常用的方法有 c 均值聚类法、迭代自组织数据分析（Interative Self-Organizing Data Analysis，ISODATA）法等。

5. 分水岭算法

分水岭算法是基于图像形态学的分割技术。它将图像中每个物体都看作单独的对象，并要求图中每个物体内部至少要有一个标记（或种子）。标记是面向应用的关于该物体的知识，是操作者手动或者程序自动选择的。对物体进行标记后，我们就可以用分水岭算法进行区域增长，直至遇到边界后停止。

6. 主动轮廓模型法

主动轮廓模型（active contour model）采用自顶向下定位图像特征的机制，通过事先在感兴趣目标附近放置初始轮廓线，在内部能量（内力）和外部能量（外力）的作用下使其变形。外部能量吸引活动轮廓朝物体边缘运动，而内部能量保持活动轮廓的光滑性和拓扑性，当能量达到最小时，活动轮廓收敛到所要检测的物体边缘。

3.5.3　常用的基于深度学习的图像分割技术

近些年，深度学习技术在许多领域内大放异彩，非常热门的研究方向之一就是医学图像分析，其中基于深度学习的医学图像分割应用价值巨大。在医学图像分析领域内，医学图像分割可用于影像引导介入诊疗、定向放疗等过程。目前很多基于深度学习的医学图像分割可以处理各种形式的医学图像，包括 X 射线成像、显微镜成像（microscopy）、CT、MRI、PET、超声等图像。

深度学习等网络结构设计主要包括网络架构的设计（不同深度、宽度、连接和拓扑结构）和新组件或层的设计。当前的网络结构基本采用全卷积 + 编解码结构，经典的网络有 CNN、FCN、SegNet、U-Net、V-Net、DenseU-Net、DeepLab 系列、PSPNet、RefineNet 等。

1. 卷积神经网络

在深度学习中，卷积神经网络（Convolutional Neural Network，CNN）是一类人工神经网络（Artificial Neural Network，ANN），最常用于分析视觉图像。CNN 于 1987 年在神经信息处理研讨会上提出，并逐步用于语音识别等领域。尽管 CNN 是在 20 世纪 80 年代出现的，但随着 2000 年左右 GPU 的出现，CNN 技术才有了突破性的进展。与传统图像分类算法相比，CNN 使用的预处理相对较少，这意味着网络可通过自动学习来优化过滤器。而在传统算法中，这些过滤器是手动设计的。CNN 是一种深度学习网络架构，它直接从数据中学习，不需要手动提取特征。CNN 适合在图像中寻找模式以识别物品、人脸和场景等。这类网络也能很好地对一些非图像进行分类，如音频、时间序列和信号数据。

　　一个卷积神经网络可以有数十层乃至数百层，每层都学习识别图像的不同特征。将不同分辨率的过滤器应用于每个训练图像，每个卷积后图像的输出会成为下一层的输入。过滤器可以从非常简单的特征（例如亮度和边缘）开始，然后越来越复杂，直到可以唯一定义目标的特征为止。像其他神经网络一样，CNN 由输入层、输出层和中间的多个隐藏层组成，如图 3-5 所示。

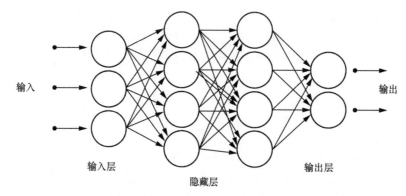

图 3-5　CNN 的结构

　　这些层会执行运算以更改数据，目的是学习特定于数据的特征。3 种最常见的层是卷积层、ReLU 层（激活函数层）和池化层。

- 卷积层将一组卷积过滤器应用于输入图像，每个过滤器激活图像中的特定特征。
- ReLU 层将负值映射到零，同时保持正值不变，让训练更快、更高效。此层有时称为激活层，因为只有激活的特征才会被传递给下一层。
- 池化层执行非线性下采样，减少网络需要学习的参数，从而简化输出。

　　这些操作在数十层或数百层上反复进行，每一层都学习识别不同的特征。CNN 技术通常用在目标检测、语音识别、语义分割等方面。

　　2. 全卷积网络

　　全卷积网络（Fully Convolutional Network，FCN）是由 Jonathan Long、Evan Shelhamer 和 Trevor Darrell 在 2014 年发表的 "Fully Convolutional Networks for Semantic Segmentation" 论文中提出的。这篇论文获得了 CVPR 2015 年最佳论文奖。文中的关键是如何构建一种可以接收任意大小图像并输出与输入等大的图像的全卷积神经网络。

　　经典的 CNN 在卷积层之后使用全连接层得到固定长度的特征向量进行分类（全连接层＋ softmax 输出），而 FCN 可以接收任意尺寸的输入图像，采用反卷积层对最后一个卷积层的特征图进行上采样，使它恢复到与输入图像相同的尺寸，从而可以对每个像素都产生一个预测。此方法同时保留了原始输入图像中的空间信息，最后在上采样的特征图上进行逐像素分类，如图 3-6 所示。因此，FCN 对图像进行像素级的分类，从而可解决语义级别的图像分割问题。

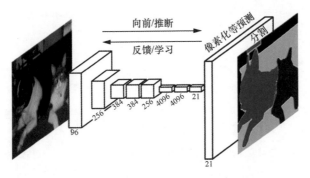

图 3-6　逐像素分类

3. U-Net

U-Net 是医学图像分割领域采用的最著名的神经网络之一，它是 2015 年由 Ronne-berger 等人在 MICCAI 会议上提出的。如图 3-7 所示，U-Net 是一个编码器和解码器（encoder-decoder）结构，左边的编码器包括若干卷积层和池化层，对图像进行下采样；右边的解码器进行上采样，将图像恢复到原图的形状，给出每个像素的预测结果。该网络还使用了跳跃连接，将上采样结果与编码器中具有相同分辨率的子模块的输出进行连接，作为解码器中下一个子模块的输入。

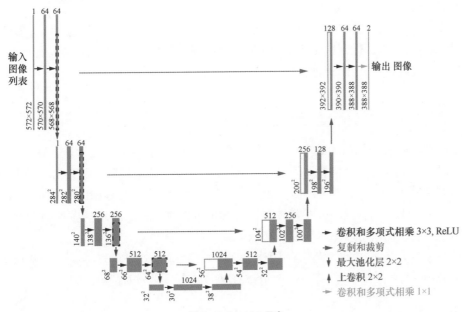

图 3-7　U-Net 示意

截至目前，U-Net 已经有了很多变体，其中不乏加入了新的模块或者融入了其他设计理念的变体，但它们都延续了 U-Net 的核心思想。U-Net 架构在不同的生物医学图像分割应用中体现了非常好的性能。

3.6　图像配准

图像配准技术在 20 世纪 90 年代才发展起来，涉及配准的技术名词有 registration、mapping matching、co-registration、interation、alignment、fusion 等。一般情况下，结构成像可提供组织器官的解剖形态信息，功能成像可提供器官的代谢信息。因为不同成像模式之间存在差异，成像原理决定图像的信息，所以不同成像模式的设备对人体内大到组织、器官，小到分子、原子都有不同的灵敏度和分辨率。除成像模式不同会呈现不同的成像效果外，对同一患者在不同时间点所获得的图像也包含不同的信息。

基于多种原因，临床上统筹分析需要对同一个病人进行多种模式成像或同一种模式的多次成像。因此，图像配准包含两部分：不同类型的图像配准和不同时间点的图像配准。通过单一模式成像设备在不同时间获取同一对象的一系列图像，可用于观察病灶生长、药物治疗效果及对比手术前后的变化等。在计算机视觉、医学图像处理以及材料力学等领域，图像配准技术具有广泛的应用。20 世纪以来医学成像技术经历了从静态到动态、从形态到功能、从平面到立体的飞速发展。将各种图像结合起来，在同一图像上显示各自的信息，为临床医学诊断提供多数据、多信息的图像——成为极具应用价值的技术。而准确、高效的图像配准则是关键点，也是难点。

在临床中，如单一模式成像设备不能满足需要，可以采用多种模式成像。如通过 CT 观察骨组织，通过 MRI 得到软组织信息，或者将从 PET、SPECT 等获得的功能信息与来自 CT、MRI 的解剖信息结合起来分析疾病。

3.6.1　图像配准的定义

图像配准（image registration）是一种空间变换，在医学图像处理领域，通常是指将不同条件（时间、拍摄角度 / 位置）下获取的两幅或多幅图像进行匹配、叠加实现图像上的对应点达到空间上的一致。例如，同一解剖点在两幅配准图像上有相同的空间位置。配准的过程中，保持不动的图像叫作参考图像，空间位置发生变换、移动的图像叫作浮动图像。经配准和融合后的图像可以更好地反映组织或模型的特征。

假设有两幅在不同时间点获取的图像 Image 1 和 Image 2，需要寻找一个映射关系 P，实现对于 Image 1 上的每个点，Image 2 上都有唯一的点与之相对应。

3.6.2 图像配准的类型

根据成像模式的不同以及不同样本间的关系，医学图像配准可分为多种不同的方法。Maints 及 Viiergever 等人于 1998 年对 1993 年到 1998 年间关于医学图像配准的研究进行了分析和总结，根据图像配准的技术、方法、应用等的不同，将图像配准按如下 9 种方法分类。

（1）按维度的不同分为空间维度和时间维度两种。

（2）按配准基准的性质分为固有标记（如标志点、分割后的模型、体素特征）和非固有标记（如基准点或立体包围盒）。

（3）按变换的性质分为刚体变换、仿射变换、投影变换、非线性变换等。

（4）按变换的区域分为局部变换、整体变换。

（5）按交互模式（在空间坐标初始化、特征选择时通过哪种方式进行交互）的不同，分为手动、半自动和自动。

（6）按优化方法的不同，分为参数计算和参数搜索。参数计算是直接计算某个函数的值，参数搜索即通过找到参数空间上定义的某个函数的最佳值确定。

（7）按配准数据所涉及模态类型的不同，可分为单模态、双模态和多模态。

（8）按照配准对象的不同，可分为同一患者、个体之间和与标准模板配准。

（9）按照配准部位的不同，主要分为头部、胸腔、腹腔、盆腔与会阴、四肢、脊椎和椎骨等。

3.6.3 图像配准中的对象分类

在医学领域，图像配准中的对象分类如图 3-8 所示，包括不同对象的配准、同一对象的配准以及图像与标准图谱配准。

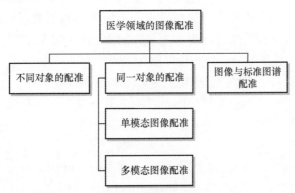

图 3-8 图像配准中的对象分类（医学领域）

（1）不同对象的配准，例如，比较不同样本的差异。

（2）同一对象的配准，例如，同一对象的 CT 图像与 MRI 图像，为临床医生诊断提供更多的信息。

（3）图像与标准图谱配准，例如，机器人操作的 CT 图像与定位装置的配准。

3.6.4　图像配准的方法

在临床医学中，根据需求及计算准则不同，配准方法大致有以下两大类。

（1）根据维度不同，配准方法有以下几种。

■ 若考虑空间维度因素，则可以划分为二维－二维、二维－三维和三维－三维配准。

■ 若考虑时间序列因素，则可以是不同时间点的图像配准。

（2）根据算法计算时所基于的特征（内部特征和外部特征）的分类，配准方法有以下几种。其中，内部特征是指图像或者组织本身的标志点，外部特征是指在患者身上固定标记物或向体内注入显影物质以获得图像上确定的标记点。特征有基于标志点、面、像素或体素值 3 种。

■ 基于标志点的配准：在几何上有特别意义的可以定位的特征点集（比如不连续点、图形的转折点、线的交叉点等），在医学图像上更可以是具有解剖意义的点。

■ 基于面的配准：用分割的方法提取出感兴趣的部分的轮廓（曲线或曲面），以用作比较的特征空间。

■ 基于像素值和体素值的配准：利用整幅图像的像素或体素来构成特征空间。

3.7　图像融合

图像配准是图像融合的基础，而在进行图像融合之前，需要做的操作包括图像预处理、图像配准和创建融合图像。图像预处理是指对获取的各类图像实施去除噪声、增强对比度和感兴趣区分割等操作，既可以统一数据格式、图像大小和图像分辨率，还可以对图像进行重新断层、分层，以确保待融合图像在空间分辨率和方位上大体接近。在此基础上，我们可以选择不同的融合算子和融合规则进行图像融合。

国内有学者根据实际应用将图像融合分为以下 3 种类型。

（1）单模态图像融合。单模态图像融合是指将某一患者在病程期间内或一段时间内同一感兴趣区的同种检查图像进行融合，可用于观察感兴趣区内解剖结构的变化、按照时间序列分析病情的发展等。

（2）多模态图像融合。多模态图像融合一般指在同一时间内对某一样本同一感兴趣区所做的不同检测进行融合，利用不同种类的影像对感兴趣区进行互补性描述，提高定位、定性的诊断的准确性，有利于制订更为合理的治疗计划。

（3）与模板融合。与模板融合是指将患者的影像学检查图像与电子图谱或从健康人的研究中建立的一系列模板图像进行配准、融合，有助于研究某些疾病的诊断标准。

3.8 三维重建及数据导出

我们可以将处理好的医学图像存储为 .stl 格式数据并加以导出，然后对其进行加工，可以用于三维重建或力学分析。

3.8.1 三维重建

在 Dragonfly 软件中，我们对处理后的数据二值化，取组织边界后进行平滑，对数据进行三维重建，可以得到三维表面网格数据。值得一提的是，医学图像的三维重建不仅有助于提高医疗诊断水平，还在手术规划与模拟、解剖学教育及医学研究中发挥着重要作用。

3.8.2 数据导出

基于处理后的图像实现三维重建后，接下来要做的是数据导出，直接使用 Dragonfly 软件中的导出功能即可。对于导出的数据（图像），我们仍可以对其进行平滑处理，并将其用于三维打印或力学分析。

3.9 数据分析

数据分析是指对图像进行特征提取，利用获得的结果生成结构化存储的文本报告。其中，特征提取是指分析所示组织的原始特征，如面积、体积、夹角、纹理特征、边缘特征、灰度直方图等；也可以通过计算量化压缩后的特征，如傅里叶变换、小波变换等。

3.9.1 特征提取：构建影像特征知识库

根据处理的临床问题，对不同的需求提取足够的参考信息后，我们就可以得到可靠、稳定的模型参数，以实现医学图像的自动分割和组织标注，明确临床需要关注的形态特征或纹理信息，进而构建影像数据特征知识库。

3.9.2 CT 中骨组织的影像特征分析

对于 CT 中骨组织的影像特征分析，我们可以考虑的参数包括骨高度、骨宽度、骨小梁的分布，相应组织中皮质骨的厚度、松质骨的骨密度、对应的位置的力学性能，也可以考虑骨头发生炎症的灰度值的变化、分析骨头发生癌变的图像信息的变化、探索骨关节的硬组织、韧带、软组织之间的分布关系，以及骨头与骨头之间的空间位置关系等。

3.9.3　MRI 中软组织的影像特征分析

MRI 对神经、血管、肌肉等软组织成分的显示明显优于 CT。对于 MRI 中软组织的影像特征分析，要结合 CT 或病理图像共同确定。我们不仅可以据此获取疾病的肿瘤或癌症组织的三维特征，还可以查看软组织病变的纹理信息，探索软组织疾病的图像特征并用文字对其进行描述。

3.9.4　构建相应的疾病预测模型

基于图像预处理和图像分割的结果，我们可以为相应的进展型疾病搭建预测模型。通过构建相应的疾病预测模型，我们不仅可以分析正常组与疾病组之间的差异，还可以分析同一个患者的组织特征随着时间推进发生的变化。

3.9.5　结构化报告生成

结构化报告可以依据器官为主线进行构建，针对每个器官，加入相应的特征分支。可以依据图像特征与疾病的类别进行相关性分析，也可以依据定义或专家知识对疾病的特征进行归类，并通过病理信息对疾病的分型进行验证。

3.10　拓展阅读

[1] Hesamian M H, Jia W, He X, Kennedy P. Deep Learning Techniques for Medical Image Segmentation: Achievements and Challenges. Journal of Digital Imaging 2019, 32(4):582-596.

[2] Maayan Frid-Adar et al., Synthetic Data Augmentation Using GAN for Improved Liver Lesion Classification, 2018.

[3] Shorten, C, Khoshgoftaar, T M. A survey on Image Data Augmentation for Deep Learning. J Big Data 6, 60 (2019).

[4] Ronneberger O, Fischer P, Brox T. U-net: Convolutional networks for biomedical image segmentation. In: International Conference on Medical image computing and computer-assisted intervention: 2015: Springer; 2015: 234-241.

[5] Long J, Shelhamer E, Darrell T. Fully convolutional networks for semantic segmentation. In: Proceedings of the IEEE Conference on Computer Vision and Pattern Recognition.

第4章

医学图像处理软件 Dragonfly

常用的商业三维处理软件有 Dragonfly、Mimics 和 Amira 等。在第 2 章中，我们简单介绍了图像处理的常用软件。本书中的案例主要是基于 Dragonfly 进行介绍的，因此在本章中，我们将详细介绍 Dragonfly 的相关功能。

4.1　Dragonfly 概述

Dragonfly 是加拿大 ORS 公司开发的集人工智能与 Python 环境于一体的软件平台，是为材料与生命科学、地质科学、制造业等领域的科研人员与工程师量身定做的软件。Dragonfly 使多尺度、多模态图像的处理变得直观而简便。Dragonfly 的界面如图 4-1 所示。

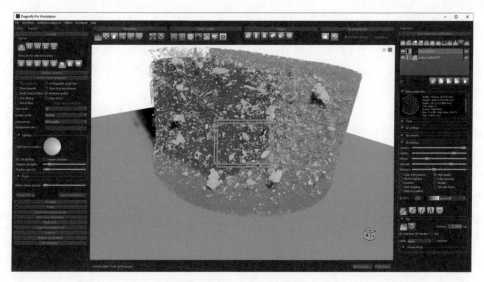

图 4-1　Dragonfly 的界面

　　Dragonfly 软件提供了图像分割、图像渲染、功能扩展、深度学习等功能，可以帮助用户实现高效率的结果输出。Dragonfly 软件也为用户提供神经网络模型，使用户可方便地对数据进行训练、测试和应用。Dragonfly 软件的深度学习界面如图 4-2 所示。

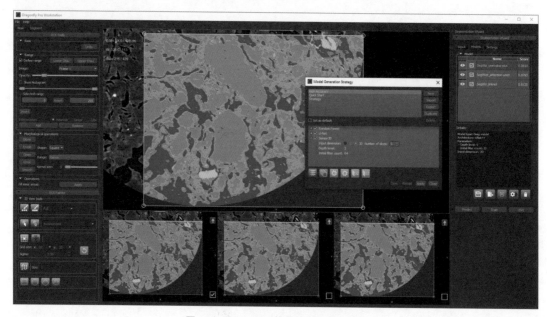

图 4-2　Dragonfly 软件的深度学习界面

4.1.1　软件概述

　　越来越多的科研领域开始使用三维影像设备，如 CT（包括微米 / 纳米 CT，即 MicroCT/NanoCT）、MRI、聚焦离子束（Focused ion beam，FIB）与扫描电子显微镜（SEM）、切片显微镜等对实验样品进行成像，以获得样品的内部三维结构。这些设备得到的数据为三维体数据（volumetric data），而处理这种数据需要专业的软件支持。Dragonfly 软件就是为了满足这样的需求而开发的。

　　Dragonfly 软件是一款三维体数据的可视化与分析软件，为各类研究所、工程团队、医疗机构提供查看、处理、分析数据的解决方案。基于开放的架构设计，Dragonfly 软件可以为材料分析、表面分析、过程评估、质控检测等高精度任务提供定性与定量的分析结果。

　　Dragonfly 软件自 2016 年发布 2.0 版本以来，陆续发布了 3.0、3.1、3.5、3.6、4.0、4.1，2020.1、2020.2、2021.1、2021.3 等多个更新版本。每个新版本除了修复上个版本中发现的问题，也在不断增加新的工具。

　　自 3.6 版本起，Dragonfly 增加了深度学习模块，并在之后的版本中不断提升和完善此模块的功能，使其成为该软件的特色模块。深度学习模块在 2021.1 及之前的版本中，采用的是 Tensorflow 1.14（支持 CUDA 10）；从 2021.3 版本开始，采用的是 Tensorflow 2.4（支持 CUDA 11）。

4.1.2 软件下载与安装环境要求

Dragonfly 软件支持 Windows 与 Linux 操作系统。用户可以登录 ORS 官网的 Get Dragonfly 界面，申请软件试用。Dragonfly 软件 2021.3 以前版本的安装包默认支持 30 天试用，2022.1 之后的安装包不默认支持试用，若想试用需要在官网申请试用授权码。申请界面如图 4-3 所示。

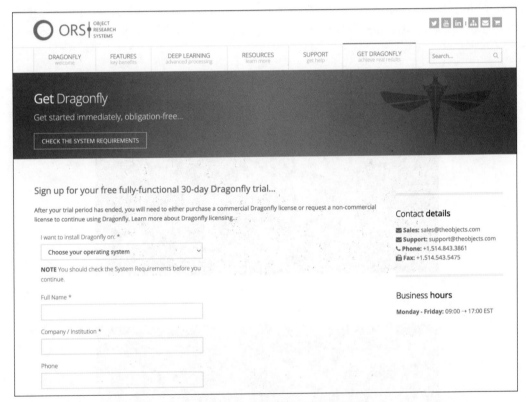

图 4-3 申请 Dragonfly 软件试用授权码界面

Dragonfly 不同版本对计算机的配置要求基本一致，以下几点变动值得注意。

- 人工智能模块需要 CPU 支持 AVX 指令集。在 2021.3 版本之前，如果计算机 CPU 不支持 AVX，Dragonfly 仍然可以安装、使用，但其深度学习模块无法运行。从 2021.3 版本开始，如果计算机 CPU 不支持 AVX，Dragonfly 则无法启动。
- 要使用人工智能模块，必须配置 NVIDIA 显卡，并且要求 GPU 具有足够算力。在 2021.3 版本之前，要求 GPU 的计算能力（compute capability）超过 3.0；从 2021.3 版本开始，要求 GPU 的计算能力超过 3.5，具体参数详见官方网页描述。

4.1.3　Dragonfly 的优势

Dragonfly 软件作为三维体数据处理综合平台，除了一些标准功能（如数据剪切、拼接、平移和旋转等），还在以下几个方面表现较优。

1. 体绘制渲染引擎

针对体绘制渲染，Dragonfly 选用了 Voreen 体绘制渲染引擎，使得用户得以精确探索三维体数据内隐含的细节信息与特征，并可对颜色、透明度、阴影、聚焦、景深等各个高级参数进行细微调整，从而能把复杂的深层结构用直观的方式交互式地呈现出来，快速生成高品质的效果图和动画序列。图 4-4 所示为分割后的昆虫三维渲染效果，图 4-5 所示为材料的三维渲染效果。

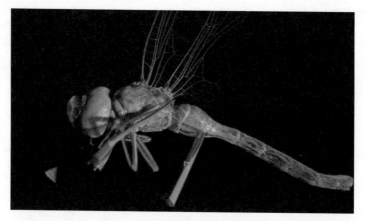

图 4-4　分割后的昆虫三维渲染效果

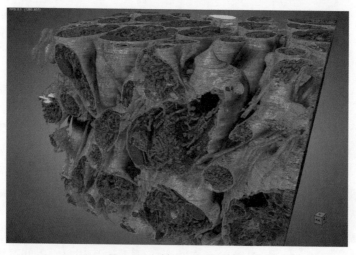

图 4-5　材料的三维渲染效果

2. 图像分割

针对图像分割，Dragonfly 提供了极为丰富的分割工具集，包括手动分割、阈值分割、机器学习、分水岭、超像素、布尔运算、形态学运算等分割算法，以及利用灰度值二维直方图聚类算法进行分割等特殊模式，可以让用户快速而精确地进行 ROI 的提取与标记。图像分割案例如图 4-6 所示。

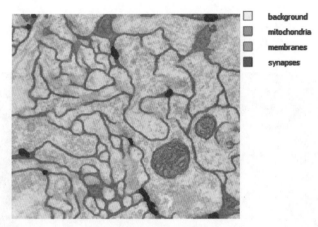

图 4-6　图像分割案例

3. 量化分析

针对量化分析，Dragonfly 能对图像分割得到的 ROI 进行自动分析，并基于不同 ROI，导出每一组特征参数的统计分布。可以测量的参数包括颗粒数目、颗粒体积和表面积、颗粒在三维空间中的质心位置、颗粒在三维空间中的朝向等。量化分析模块如图 4-7 所示。

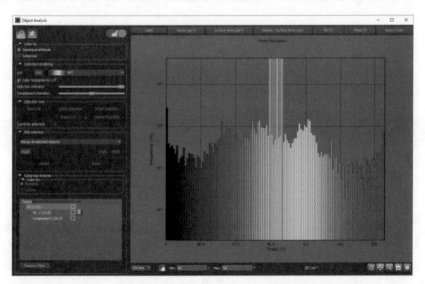

图 4-7　量化分析模块（角度分析）

4.2 Dragonfly 界面及其主要功能

在本节中，我们将分别介绍 Dragonfly 的界面及其主要功能。

4.2.1 Dragonfly 界面

在 Dragonfly 软件界面中，主要有菜单栏、工具面板、显示区、属性面板和状态栏几个区域，如图 4-8 所示。下面我们将详细介绍不同区域的功能。

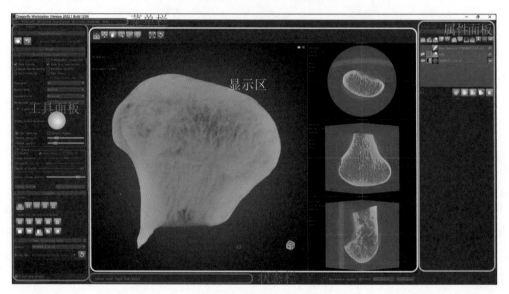

图 4-8 Dragonfly 界面

1. 菜单栏

菜单栏位于界面上方，包括 File、Workflows、Artificial Intelligence、Utilities、Developer 和 Help 共 6 个菜单，用于完成导入数据、保存、图像处理和分析等操作，如图 4-9 所示。

```
File  Workflows  Artificial Intelligence  Utilities  Developer  Help
```

图 4-9 菜单栏

2. 工具面板

工具面板位于界面左侧，提供用于选择场景布局和视图属性、可视化、基本测量和其他操作的工具。在工具面板上，默认的选项卡为 Main 和 Segment，如图 4-10 所示。其中，Main 选项卡主要用于数据的显示设置，Segment 选项卡提供用于图像分割任务的工具。

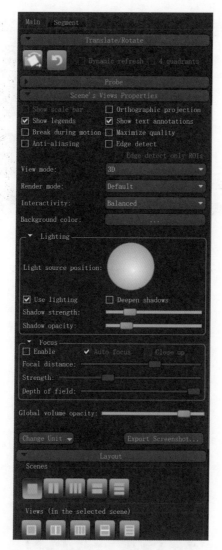

图 4-10　工具面板

3. 显示区

显示区位于界面中间，可以显示图像文件、网格、感兴趣区以及其他对象的场景和视图，如图 4-11 所示。注意，场景中的图像可以单独显示，也可以和 ROI、网格等共同显示。

4. 属性面板

属性（Properties）面板位于界面右侧，其默认显示的是 Properties 选项卡，如图 4-12 所示。其中，Data Properties and Settings 选项组主要用于选定对象的信息和设置，如显示或隐藏数据、数据的基本属性等；2D settings 和 3D settings 选项组，分别用于对二维和三维图像显示状况进行设置。

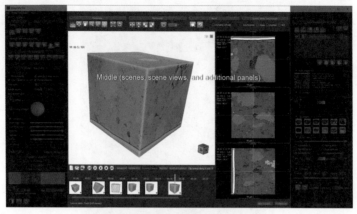

图 4-11 显示区

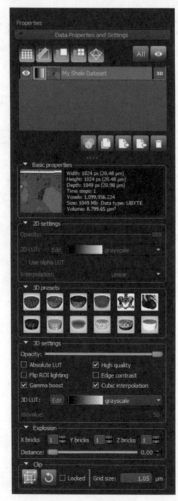

图 4-12 属性面板

5. 状态栏

状态栏位于界面底部，用于显示软件正在执行的操作，如图 4-13 所示。

图 4-13 状态栏

用户可以对 Dragonfly 软件的界面进行调整，在退出时界面会被保留，当再次启动该软件时，上一次保留的界面会显示出来。一旦选择了个性化面板的布局，Dragonfly 将始终保持不变。用户也可以通过固定、取消固定或删除面板来创建和保存自定义工作空间。

4.2.2 Dragonfly 的主要功能

Dragonfly 软件可以实现图像处理中的多种功能，包括图像的导入 / 导出、图像的显示、图像的裁剪和滤波处理、图像的逐层分析和三维建模、图像的拓扑模型构建以及人工智能模块等，具体如下所示。

1. 图像的导入/导出

Dragonfly 为把不同来源的图像整合在一个环境内提供了理想的框架。不论图像来自最先进的显微镜还是其他成像设备，通常都可以在该软件中打开。Dragonfly 软件可实现的导入 / 导出功能如下。

- 导入 TIFF/PNG/BMP/JPEG 等格式的二维图像序列。
- 导入 DICOM 格式的二维图像序列。
- 导入 RAW 格式图像文件。
- 导入 STL 等格式的网格面片数据。
- 导出高清截屏图像文件或逐层动画文件。

2. 二维平面切片的图像重建与测量

Dragonfly 软件可以实现二维平面切片的图像重建与测量，涉及的主要功能如下。

- 任意斜平面切片图的重建。
- 以任意斜平面为基准平面产生新的图像序列。
- 二维切片图像上的空间参数测量。
- 以任意斜平面为基准逐层进行灰度值统计分析。

3. 三维体绘制渲染

Dragonfly 软件可以实现三维体绘制渲染，涉及的主要功能如下。

- 预设伪彩色方案，使图像能以不同颜色显示。Dragonfly 可提供 10 余种伪彩色设计方案。

■ 可设置光线与阴影、聚焦。

■ 用多种形状（长方体、圆柱体、球体等）工具实现三维体裁剪。

■ 制作三维渲染动画视频。

图 4-14 所示为钛植入骨组织后的三维渲染效果。

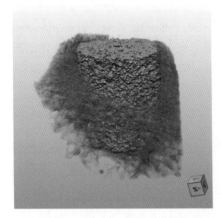

图 4-14　钛植入骨组织后的三维渲染效果

4．多组三维图像配准

Dragonfly 支持多组三维图像空间位置配准，含手动和自动（包括 SSD 和 Mutual information 两种算法）、多组三维图像的同步查看（包括在二维正交平面和三维空间）。图 4-15 所示为口腔医学中牙颌模型口内三维表面数据与 CBCT 三维体层数据的配准结果。

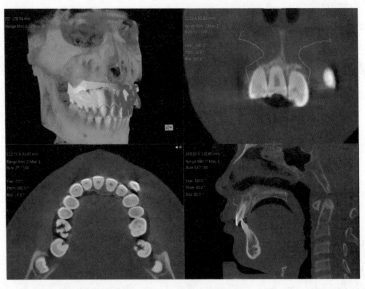

图 4-15　口腔医学中牙颌模型口内三维表面数据与 CBCT 三维体层数据的配准结果

5. 图像的裁剪与转换

Dragonfly 软件可以实现图像的裁剪与转换，涉及的主要功能如下。

- 三维空间中的图像裁剪。
- 裁剪的图像产生新数据。
- 图像位数的转换与归一化。
- 图像坐标轴的转换，包括 x 轴、y 轴、z 轴方向的镜像。

6. 图像的数字滤波与伪影修复

Dragonfly 软件可以实现图像的数字滤波与伪影修复，涉及的主要功能如下。

- 二维图像的逐层滤波。主要包括平滑、降噪、锐化、纹理检测、边缘提取、阈值分割、阴影归一化、对比度提升、形态学、频域滤波等。
- 同序列中切片图像的位置配准，包括自动与手动两种方式。
- 图像条状伪影的修复，常用于 FIB-SEM 图像修复。
- 图像环状伪影的修复，常用于 CT 图像修复。
- 图像灰度分布不均（同一切片内部或不同切片之间）的校正。

图 4-16 所示为材料的去伪影结果。

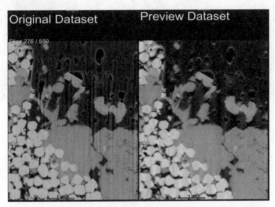

图 4-16　材料的去伪影结果

7. 图像的分割与连通单元分析

Dragonfly 软件可以实现图像的分割与连通单元分析，涉及的主要功能如下。

- 创建三维 ROI 以提取单个或多个结构。
- ROI 在二维切片图与三维空间中的手动绘制。
- 基于手动阈值的 ROI 提取。
- 基于算法（包括 Otsu、Local Otsu、Li、Yen、Adaptive 等算法）阈值的 ROI 提取。
- ROI 内部连通性单元分析。
- ROI 单元的编号与按统计结果进行分组。

- ■ ROI 单元的空间参数（包括体积、表面积、空间角度、形状比、等效长度、质心位置等）计算。

图 4-17 所示为 ROI 标记示意图。

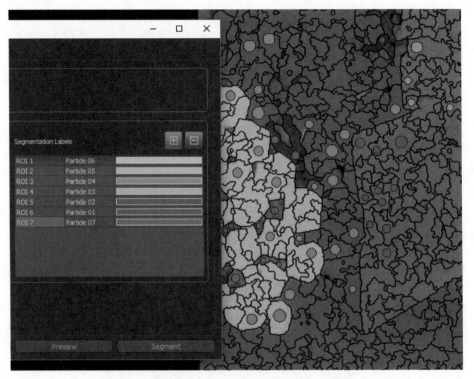

图 4-17   ROI 标记示意图

8. 图像的逐层分析

Dragonfly 软件可以实现对单层图像进行逐层分析，涉及的主要功能如下。

- ■ 任意切片方向上图像灰度值信息的逐层分析。
- ■ 任意切片方向上 ROI 信息（例如面孔隙率）的逐层分析。

图 4-18 所示为多层 ROI 数据的逐层分析结果。

9. 生成网格模型

Dragonfly 软件可以针对感兴趣区生成网格模型，涉及的主要功能如下。

- ■ 将 ROI 转换为面网格模型。
- ■ 网格模型的平滑处理。
- ■ 网格模型之间的空间位置配准。
- ■ 网格模型的三角面片数量精简。
- ■ 将网格模型导出为二进制文件，包括 STL、OBJ、VTK 等格式。

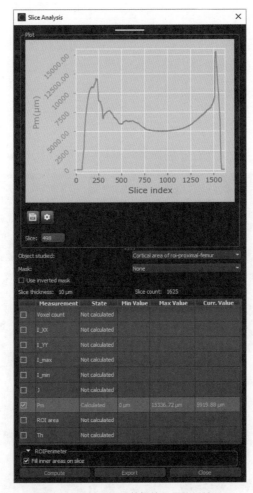

图 4-18 多层 ROI 数据的逐层分析结果

图 4-19 所示为网格模型的平滑处理前后对比。

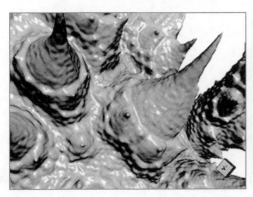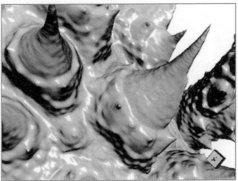

图 4-19 网格模型的平滑处理前后对比

10. 拓扑模型

Dragonfly 可以针对感兴趣区提取拓扑模型，涉及的主要功能如下。

■ 对 ROI 提取中心骨架线。

■ 将中心骨架线转换为简化拓扑模型（球棍模型）。

■ 将中心骨架线转换为高级拓扑模型，可计算 segment length/tortuosity，可交互显示 node/segment 的不同参数属性。

图 4-20 所示为某种颗粒材料的球棍模型提取。

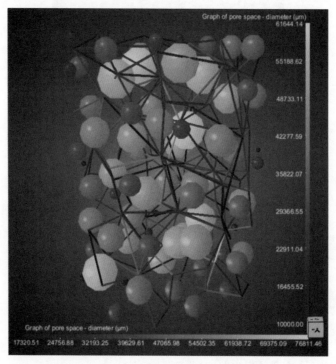

图 4-20　某种颗粒材料的球棍模型提取

11. 基于人工智能的图像分割

这里主要介绍基于机器学习的图像分割工具、基于深度学习的图像处理（含分割）工具和分割向导工具。

（1）基于机器学习的图像分割工具，涉及的主要功能如下。

■ 在图像上标记和编辑 ROI 用以训练，生成可进行自动图像分割的模型。

■ 机器学习的分类算法包括 Random Forest、Adaboost、Bagging、Extra Trees、Gradient Boosting 和 K-Nearest Neighbors。

■ 图像特征处理方法包括 Median、Sobel、Neighbors、Gabor、Canny、Maximum 等。

图 4-21 所示的是基于机器学习的图像边界识别。

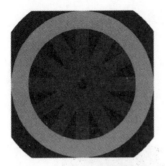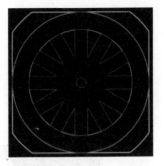

图 4-21　基于机器学习的图像边界识别

（2）基于深度学习的图像处理（含分割）工具，涉及的主要功能如下。

■ 可设计、编辑或配置 CNN 模型。

■ 预装多个 CNN 模型，包括二维 / 三维 U-Net、DenseNet-SR、Auto-Encoder、DeepLabV3+、EDSR、PC-DenseNet、Noise2Noise、PSPNet、Sensor 3D 等。

■ 使用用户数据对预装的 CNN 模型进行训练。

■ 将训练过的 CNN 模型应用到新数据上，直接提取二值或多值化的 ROI。

图 4-22 所示为基于深度学习的图像处理（含分割）工具界面。

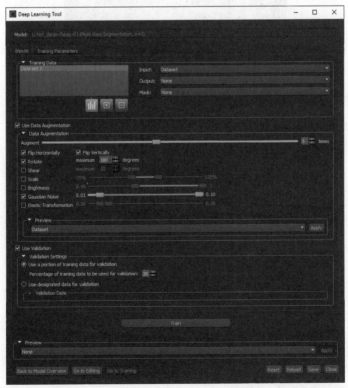

图 4-22　基于深度学习的图像处理（含分割）工具面板

（3）分割向导（Segmentation Wizard）工具，涉及的主要功能如下。

■ 快速标记训练数据。

■ 比较不同神经网络的性能。

■ 将原始数据、训练标记、训练后的神经网络模型保存在同一个 ORSObject 文件中，
可便于优化模型。

图 4-23 所示为分割向导工具面板。

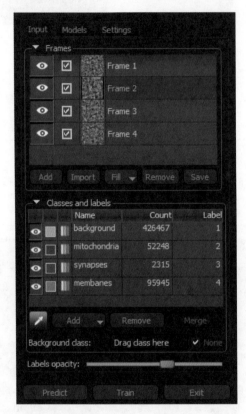

图 4-23　分割向导工具面板

4.3　Dragonfly 的拓展模块

Dragonfly 软件有一些拓展模块，如宏录制（Macro Player）、Python 交互控制台（Python
Console）等。

4.3.1　Macro Player

在 Dragonfly 中，对于具有重复性的工作，我们可以通过 Macro Player 功能记录对象的

一系列操作步骤。在处理新图像时，只需单击 Play 按钮，就可以进行多个步骤自动操作了。
Macro Player 的界面如图 4-24 所示。

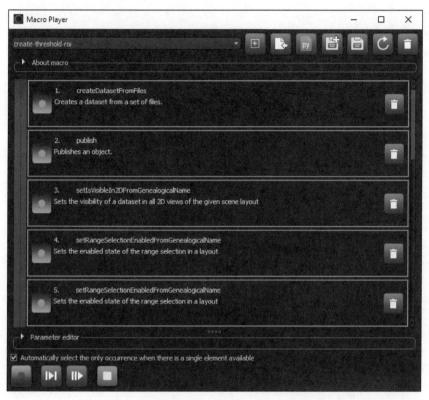

图 4-24 Macro Player 的界面

4.3.2 Macro Builder

Dragonfly 软件除了通过宏录制功能记录对象的一系列操作步骤，还可以自动生成流程，这就要用到 Macro Builder。Macro Builder 提供了一种直观的方法来构建和编辑复杂的宏，或者组合多个宏进行批处理。

Blockly 是谷歌公司发布的可视化编程工具，基于 Web 技术构建。在功能 / 设计上和儿童编程语言 Scratch 类似。使用 Blockly 的时候，用户可以通过拖曳模块来构建代码逻辑，过程很像搭积木。在用户视角下，Blockly 是一个简单、易用的可视化工具，用来生成代码。在开发者视角下，Blockly 是一个文本框，里边包含了用户输入好的代码。代码生成到文本框的过程，就是用户在 Blockly 里拖曳的过程。Dragonfly 引入了谷歌公司的 Blockly，可以使用互锁的图形块来表示变量、逻辑表达式、迭代等编程概念。Macro Builder 允许用户应用编程原则进行编码，也可以通过 Python 编辑软件进行语句修改。Macro Builder 的操作界面如图 4-25 所示。

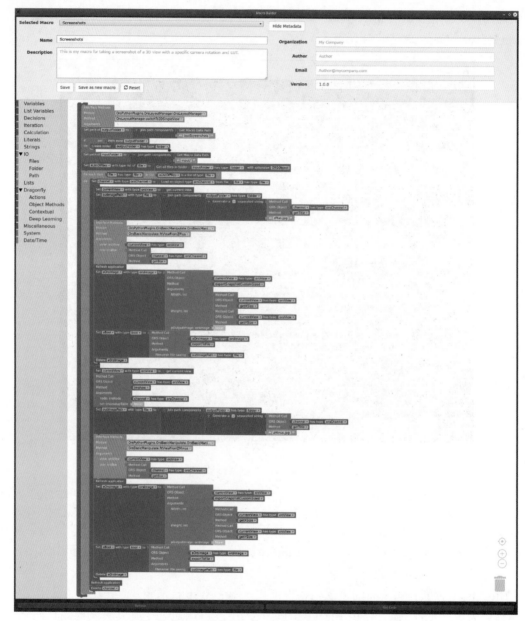

图 4-25　Macro Builder 的操作界面

4.3.3　Infinite Toolbox

Dragonfly 的 Infinite Toolbox 是 Dragonfly 用户社区的开放交换平台，可以浏览和下载扩展包。这些扩展包实现了新功能和工作流程，以满足用户的图像处理和分析需求，用户还可以与其他用户共享自己的扩展模块。用户可以选择菜单栏上的 Tools，然后选择 Infinite

Toolbox 选项，就可以打开 Dragonfly 软件的 Infinite Toolbox（见图 4-26）。

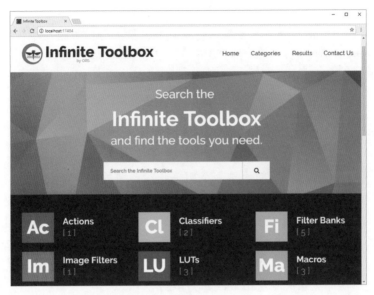

图 4-26　Dragonfly 的 Infinite Toolbox

4.3.4　Python Console

Dragonfly 集成了 Python Console（Python 交互控制台），其界面如图 4-27 所示。Python Console 可以调用所有的 Python 内置函数和任何已完成的已知属性和函数、访问命令历史记录、设置字体大小等。Dragonfly 还提供了一系列 Jupyter Notebook 教程，可以帮助用户更好地理解 Python 中使用的命令和约定。

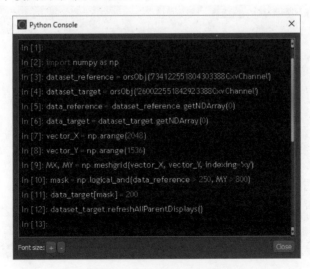

图 4-27　Python Console 界面

4.4　Dragonfly 的应用模块

Dragonfly 软件可以定向开发实现某些特殊功能，例如分析骨组织中皮质骨厚度、骨小梁分布，分析材料中颗粒的大小、黏接情况等，又如利用深度学习对 CT 拍摄的原始数据进行三维体层数据重建等。

在本节中，我们将介绍具有独立应用功能的 4 个模块。

4.4.1　骨骼分析模块

骨骼分析（Bone Analysis）模块是一个用于临床前研究的应用程序，旨在评估骨骼样本的 Micro-CT 图像。这个模块需要软件公司给予单独授权才能使用。Bone Analysis 模块可以提供骨小梁测量的数值、骨表面积和体积特征，生成表面和体积各向异性大小和方向性三维矢量映射图等。Bone Analysis 模块界面如图 4-28 所示。Bone Analysis 模块中全骨样本中皮质骨和小梁骨的自动分离有助于常见骨形态计量指数的计算，为研究人员提供了骨微结构的定量描述方法（见相关测量指数，如图 4-29 所示）。

在本书第 8 章，我们将详细讲述这个模块的应用，故此处不赘述。

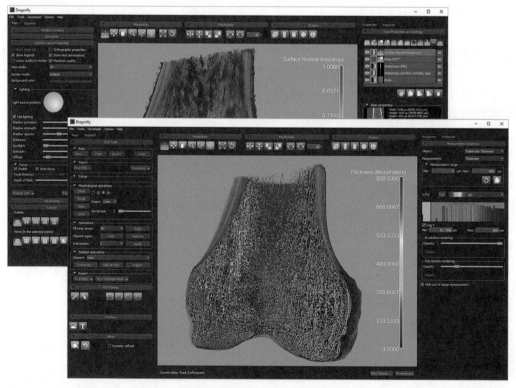

图 4-28　Bone Analysis 模块界面

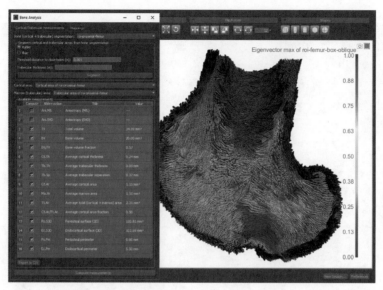

图 4-29　Bone Analysis 相关测量参数

4.4.2　连通单元分析模块

　　Dragonfly 软件中连通单元分析（Connected Components Analysis）模块，可以供用户测量和量化多个 ROI 中的联结个体，如多个不同形状的组织、条状物的纤维、点状物的囊泡或细胞等。选择待测量参数（如体积、表面积、角度，以及对象对应的坐标最大值、最小值和平均值等），可以对具有特定特征的对象进行分类并将实验结果导出等。参数选择界面如图 4-30 所示，测量结果界面如图 4-31 所示。

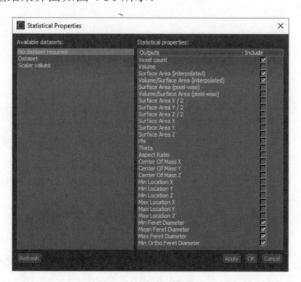

图 4-30　参数选择界面

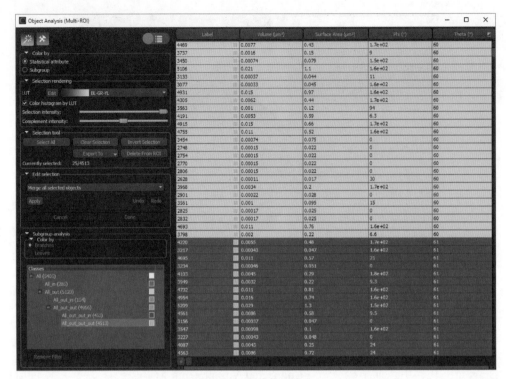

图 4-31 测量结果界面

在第 6 章中，我们将详细讲述这个模块的应用，此处不赘述。

4.4.3 CT 重建模块

Dragonfly 的 CT 重建（CT Reconstruction）模块使用 RTK（一种基于 ITK 的开源软件）对锥束投影进行层析重建，使用 TomoPy（一种用于层析数据处理和图像重建的开源 Python 包）对平行束投影进行层析重建。CT 重建模块提供了基准点重建算法、可选重建参数、迭代方法和用于验证选定设置的预览。

在菜单栏上选择 Utilities，单击 CT Reconstruction，就可以打开 CT Reconstruction (beta) 对话框，如图 4-32 所示。然后，在主界面中选择 RTK(Cone Bone)，访问重建算法和重建锥束投影的预处理选项。

CT 重建多用于医学和生物领域，可供 CT 厂家直接应用。囿于篇幅，我们不展开叙述。

4.4.4 人工智能模块

Dragonfly 中有人工智能解决方案的工具包，包括分割向导、机器学习分割和深度学习工具。Dragonfly 的分割向导提供了一个易于使用的工作流程，用于实现多维图像的深度学习和经典机器学习分割。

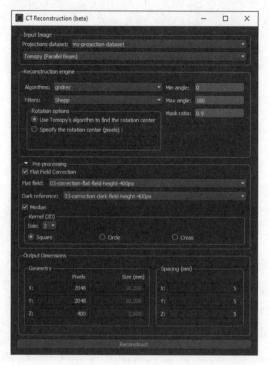

图 4-32　CT Reconstruction（beta）对话框

　　分割向导具有训练、验证和测试三部分功能。用户可通过图像的有限数据集，应用其软件中的机器学习和深度学习算法。智能分割向导的操作界面如图 4-33 所示，神经网络训练界面如图 4-34 所示。

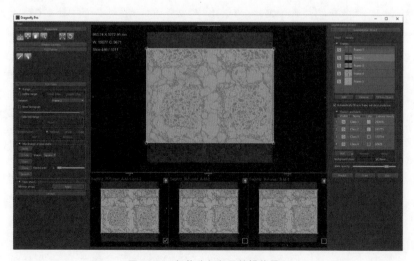

图 4-33　智能分割向导的操作界面

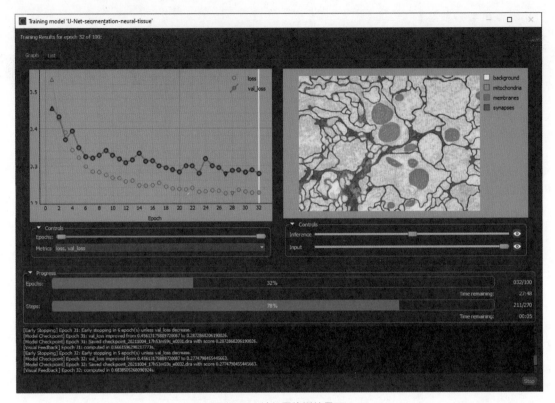

图 4-34   神经网络训练界面

4.5   Dragonfly 的工作流程

在本节中，我们将介绍三维体数据（三维图像）的一般处理流程，并对涉及的 5 个重要步骤进行描述。

4.5.1   Dragonfly 的一般工作流程

在 Dragonfly 图像处理中，图像的处理流程一般包括图像导入、图像预处理、图像分割、特征的量化分析和模型的三维重建等。三维体数据的一般处理流程分为以下 5 个步骤。

（1）加载三维体数据，从不同方向观察数据。查看方法包括二维图像的切片显示和三维体数据绘制渲染，以确定和识别数据是否包含感兴趣区。

（2）根据需要对三维体数据进行预处理和校正，例如，FIB-SEM 和连续切片往往需要对切片之间的漂移进行校正，或者对亮度的不均匀进行修复等。

（3）提取 ROI，这一过程称为图像分割，为满足不同场景的需要有多种进行图像分割的方法。

（4）对 ROI 进行量化分析，得到量化的参数统计结果，如感兴趣区的个数，每个单位结构的体积、表面积和空间位置等。

（5）对 ROI 进行转换，得到三维表面模型，从而得到能更清晰展现空间关系的表面渲染。

Dragonfly 的一般工作流程如图 4-35 所示。

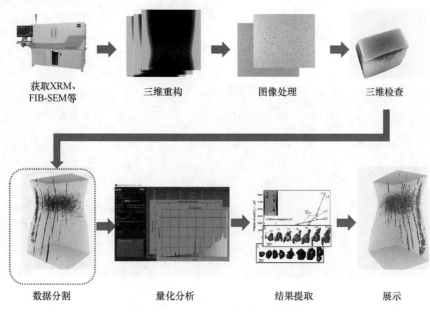

图 4-35　Dragonfly 的一般工作流程

4.5.2　工作流程中的重要步骤

在本节中，我们将介绍工作流程中的重要步骤，包括数据导入、图像滤波、图像裁剪与转换、图像分割和图像三维结果展示。

1. 数据导入

Dragonfly 为把不同来源的数据整合在一个环境内提供了理想的框架。Dragonfly 支持以下格式的文件。

- 图像序列（.tif、.tiff、.jpeg、.jpg、.png、.bmp、.dib 等格式）文件。
- DICOM 图像文件（.dcm 格式文件）。
- MRC 格式（.mrc 格式）、REK 格式（.rek 格式）和 TXM 格式（.txm 格式）文件。
- Analyze 7.5 文件（.hdr 格式文件与 .img 格式文件配合使用）。
- RAW 数据（.raw 和 .pic 格式）文件，使用或不使用头文件（.dat 格式文件）。

图 4-36 显示了 DICOM 图和分割后图像的叠加显示效果。

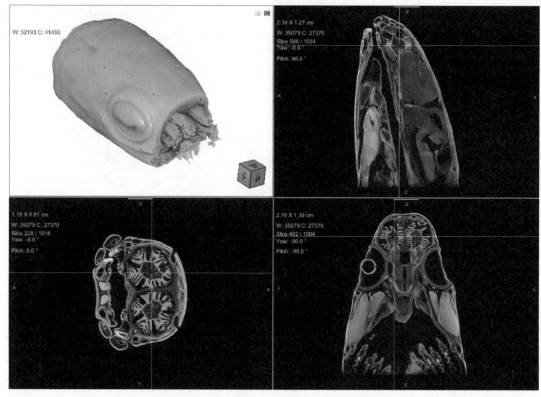

图 4-36   DICOM 图和分割后图像的叠加显示效果

2. 图像滤波

Dragonfly 软件有丰富的图像处理工具库,可用于进行图像平滑、边缘锐化、不均匀阴影校正、特征提取等操作。滤波器可以应用于二维或三维图像上。用户只需输入核的大小,将多个滤波器组合成一个工作流,保存和重复应用在一组或多组图像上,即可实现自动处理。Dragonfly 软件中滤波器的主要功能如下。

- 使用 Bilateral、Gaussian、Mean、Mean Shift、Median、Non-Local Means、Percentile 和 Rank 滤波器对噪声图像进行平滑处理。
- 使用 Histogram Balancing、Local Entropy Minimization、Manual RBF 和 Polynomial 滤波器对不均匀阴影进行校正。
- 使用 Canny、Difference of Gaussian、Laplacian、Prewitt、Scharr 和 Sobel Edge Detection 滤波器对图像进行边缘强化。
- 使用 CLAHE、Histogram Equalization 和 Local Histogram Equalization 滤波器提高图像对比度。
- 使用 Unsharp 和 Gaussian High Pass 滤波器锐化图像。
- 使用 Gabor、Image Moments 和 Local Binary Pattern 滤波器进行纹理分析。

■ 通过使用定制的二维或三维的核进行卷积运算来实现自定义的滤波效果。

■ 通过数学运算产生新的数据体。

图 4-37 所示为利用 Polynomial 滤波器对图像进行校正的效果。

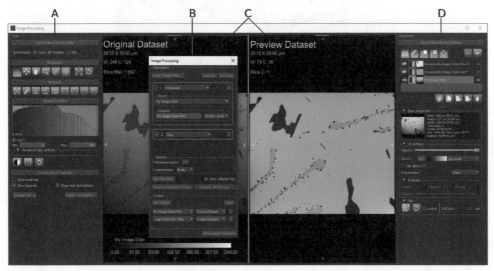

图 4-37　对图像进行校正的效果
（注：A 为工具面板，B 为图像处理面板，C 为显示窗口，D 为图像属性和设置界面。）

3. 图像裁剪与转换

我们可以在 Dragonfly 软件中实现图像的裁剪与转换，具体如下。

■ 自动对所有切片进行配准，创建一组新图像。

■ 手动进行配准（旋转与平移）。

■ 插值产生新的切片或移除不需要的切片。

■ Inpainting 功能可以快速去除图像中小的缺陷，或覆盖丢失与破损的部分。

■ 根据不同应用的需要裁剪图像集、反转图像、重构图像。

■ 修改像素点的尺寸，调整图像在显示时的预设偏差与斜率、图像在空间中的位置以及朝向。

■ 使用阈值操作来提取新图像或轮廓模型。

图 4-38 显示了图像裁剪及三维呈现的效果。

Dragonfly 提供了一系列强大的图像查看与交互检查工具，可供用户深入探索三维体数据，以获得更多细节信息，具体如下。

■ 在多视图的窗口显示单个或多个数据集。

■ 以二维正交切片的方式查看三维数据。

■ 多面重建、斜面与双斜面重建、最大 / 最小 / 平均密度投影。

■ 交互的正交裁剪与任意角度重新切片。

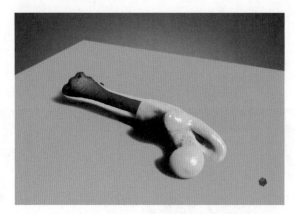

图 4-38   图像裁剪及三维呈现的效果

- 对不同数据集同一位置的二维视图进行同步查看。
- 实时高质量三维体绘制（容积渲染），采用光线、透明度、优化预设、内部结构裁剪等方式。
- 聚焦于景深控制。
- 编辑和创建 Look-Up Table（LUT）以提高可视化效果。
- 自动与手动配准，实现多模态数据融合。
- 使用可见度控制台对所有物体的二维与三维效果的可见度进行快速调节。
- 高质量的表面渲染。
- 操控工具包括跟踪、平移、逐层播放、缩放、自由切片、裁剪面等。
- 二维和三维视图的背景色可自由选择。
- Shape 和 Visual Plane 工具可以对不同三维区域进行不同参数渲染。

图 4-39 所示为手动选择的 ROI 的二维切片和 CBCT 的三维渲染图共同显示的效果。

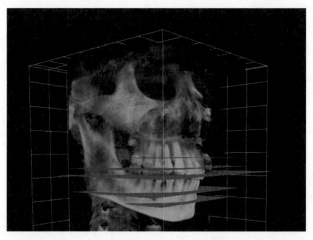

图 4-39   手动选择的 ROI 的二维切片和 CBCT 的三维渲染图共同显示的效果

4. 图像分割

通过图像分割与转换可以让我们得到美观的图像，尤其是这些图像可让我们对那些珍贵的材料或解剖结构产生新的理解。但是，如果没有正确的图像分割，图像就缺少量化的描述。Dragonfly 软件的直观的图像分割和蒙版操作，使用户可以有效地找到和标记感兴趣的区域，并提取特征和对统计特性开展分析，最后得到材料结构的详细信息。

优化的机器学习插件可以让用户使用选定图像区域训练分类器，然后在完整数据上或相似样本上进行所有像素点的分割。

- 分割工具包括二维和三维的笔刷、点选、区域生长、智能 Grid 和 Snap。
- 选择工具包括矩形、椭圆形、多边形、自由区域等。
- 支持隐藏、高亮、剪去、提取多个区域，或者对区域进行生长、腐蚀等形态学运算，以及布尔运算。

图 4-40 所示为对 Micro-CT 图像中的麻绳进行三维分割的效果。

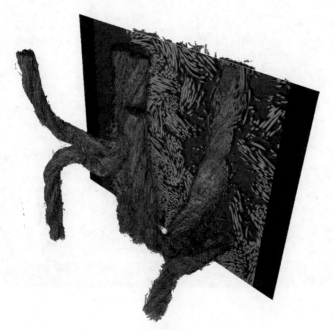

图 4-40　三维分割的效果

交互的图像阈值和基于直方图的分割量化与测量可以应用在分析孔隙、纤维、颗粒或其他生物和材料中。Dragonfly 的量化与分析工具还可以提供强大的计数、测量、特征分析等功能，筛选出符合特定条件的物体，并用颜色进行标记，使得结果的显示更加直观和容易理解。具体功能如下。

- 研究三维量度，包括孔隙率分析、颗粒和空洞分析等。
- 长度、角度、面积的基本测量。

- 定义路径，用来提取曲面结构的信息。
- 提取多位置、多灰度的 Point Set。
- 求最小、最大、平均灰度值和标准方差。
- 获得探针、直线或区域范围内的灰度值分布曲线。
- 对参数（包括体积、表面积、空间方向等）进行自动寻找、分类、计数、排序、测量等操作。
- 用表面和几何重建的方式把物体结构转化为三维模型。
- 计算网格模型的局部厚度分布，并用颜色图谱进行标记。图 4-41 所示为牙髓腔的厚度量化分析结果。
- 对多个网格模型进行差异性分析。

图 4-41 所示为软件处理过程中的三维视图（牙髓的厚度量化分析结果）。

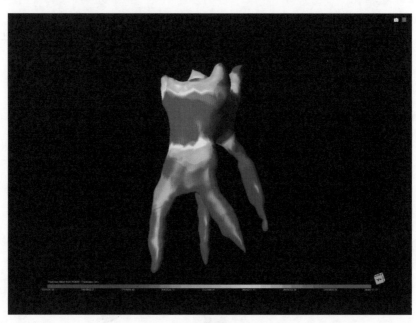

图 4-41　牙髓的厚度量化分析结果

5. 图像三维结果展示

Dragonfly 软件的高清截屏工具让用户可以动态展示关键的发现，并添加注释，方便分享和交流；使用动画设计模块可以让用户快速设计出动态演示的视频，并可将之导出为高清视频文件。

- 添加注释以标记和突出重要的发现。
- 导出高清截屏图像，用以制作挂图等。
- 设计动画效果，在 Dragonfly 里预览。

■ 预览和录制所有切片的逐层显示动画。

■ 把所有数据和处理结果保存为一个会话文件，以便于和同事交流合作。

■ 导出多种图像格式文件。

视频制作的过程如图 4-42 所示。

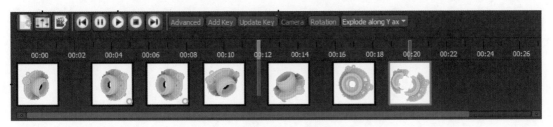

图 4-42　视频制作的过程

第 5 章

语义分割——口腔 CBCT 图像中牙齿和牙髓及周边组织的分割

在本章中，我们会介绍一个口腔医学中 CBCT 图像的数据处理案例，涉及数据预处理、数据标注、语义分割、实例分割以及术前和术后图像的差异比较等内容。本案例用的是一个三维体数据，利用深度学习技术和分水岭算法对口腔 CBCT 图像中牙齿、牙髓及周边组织的图像进行分割。本案例将在 Dragonfly 2021.1 版本中进行演示。

学习目的

- 掌握图像导入的方法，熟悉 Dragonfly 软件的基本操作，了解 Segmentation Wizard 界面的功能。
- 学会利用语义分割的方法分割牙齿、牙髓及周边组织。
- 能够利用深度学习技术完成图像分割并导出实验结果。

5.1 图像导入

在本节中，我们主要完成图像导入任务。具体步骤如下。

（1）选择菜单栏中的 File，展开界面如图 5-1所示。选择 Import DICOM Images，进入 Manage DICOM Images 界面，如图 5-2 所示。

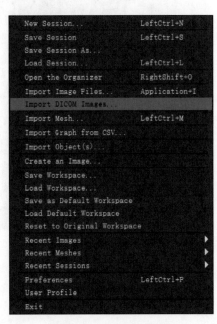

图 5-1 打开 DICOM 文件

（2）如图 5-2 所示，选择 Folder Contents → Open Folder，选择相应的存储 DICOM 图像的文件夹（DICOM 图像统一存储在某个文件夹下），双击导入的 Patient 的信息或切换到 View Study 选项卡，则进入数据显示界面，结果如图 5-3 所示。

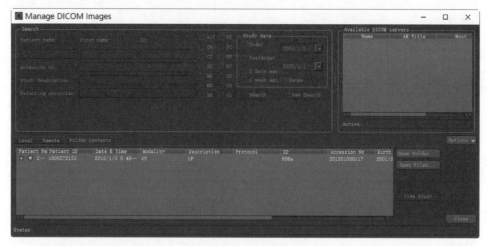

图 5-2　文件选择

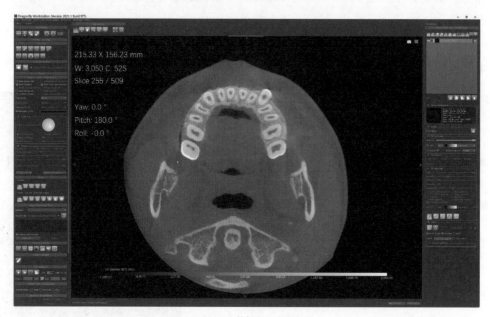

图 5-3　数据显示界面

5.2　图像预处理

在本节中，我们将对图像进行预处理，主要包括空间坐标系校正和灰度值归一化。

5.2.1 空间坐标系校正

坐标系是由一系列点、线、面和规则组成的，用来确定目标的空间位置的参考系。在三维空间中，每一个体素点都是空间中的一个物体，它在空间中有自己的坐标。如某位置在空间坐标系中的坐标为 (i, j, k)，而因临床需求所致需要将这个位置定义为解剖坐标系原点 $(0, 0, 0)$ 的位置。要改变相应目标的原始位置，可利用空间坐标系变换进行调整，也可以通过配准的方法进行调整。

常用的空间坐标系校正方法有 3 种：手动校正法、计算的方法和配准法。其中，本案例用的是手动校正法。也可以对图像不进行空间坐标系校正。

（1）手动校正法：通过在界面中手动旋转或平移图像中 3 个方向的数据进行校正。在 Main 界面中，在 Translate/Rotate 选项组中，单击 Displace 图标，平移和旋转的效果图会出现在视窗中。

（2）计算的方法：通过在软件中输入旋转矩阵和平移矩阵，在图像名字 LF（Series 001）处，单击鼠标右键，在弹出的快捷菜单中依次选择 Image Properties → Advanced Properties，相应的界面如图 5-4 所示。你可以修改图像在空间的坐标位置，也可以对其进行旋转操作。

（3）配准法：我们将在第 7 章进行详述，这里不再细述。

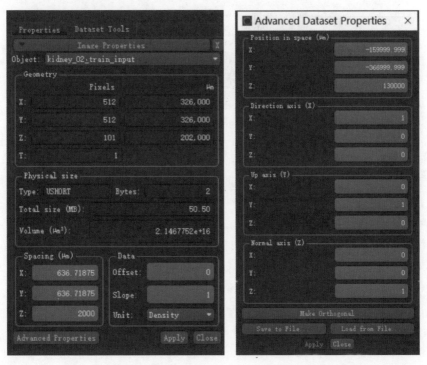

图 5-4　Image Properties 和 Advanced Dataset Properties 界面

5.2.2　灰度值归一化

在第 3 章中，我们已经描述了灰度值归一化的原理，现在介绍一下在 Dragonfly 软件中的操作方法。对于口腔 CBCT 数据，HU 值的含义是 X 射线穿过组织被吸收而带来的衰减值。在 Dragonfly 软件中，选择右侧 Tools → Histogram，就会得出 CBCT 图像的 HU 值的概率分布图，如图 5-5 所示。

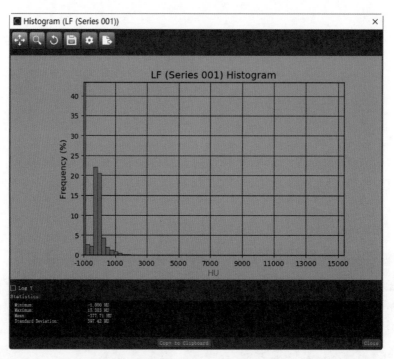

图 5-5　CBCT 图像的 HU 值的概率分布图

在将图像输入深度学习网络中前，建议将图像的灰度值统一设置为大于 0。在图像名字处单击鼠标右键，在弹出的快捷菜单中选择 Image Properties，弹出的界面如图 5-4 左侧显示，在 Data 组的 Offset 属性值文本框中手动输入 0，目的是使图像的灰度值从 0 开始，然后依次单击 Apply 按钮和 Close 按钮。

在图像名字处单击鼠标右键，在弹出的快捷菜单中选择 Modify and Transform，单击 Convert，对图像进行滤波和归一化处理。如图 5-6 所示，我们将 Filter min 和 Filter max 分别设置为 0 和 4000，在 Data type 处选择 float（32 bit），勾选 Normalize 复选框，并将 Min range 和 Max range 分别设置为 0.0 和 1。

CBCT 图像归一化后的 HU 值概率分布图如图 5-7 所示。可以看到，新生成的图像 LF(Series 001)(Converted) 的 HU 值的概率分布在 0 和 1 之间。最大值为 1，最小值为 0，平均值为 0.16，标准差（Standard Deviation）值为 0.15。

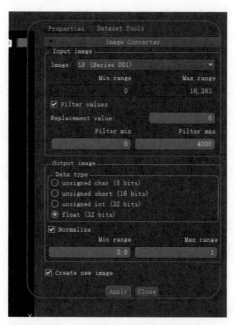

图 5-6 HU 值滤波和数据归一化

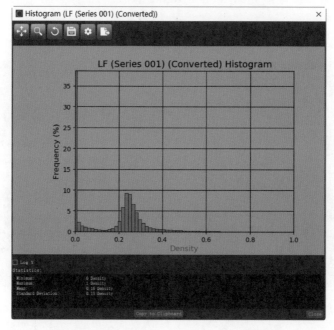

图 5-7 CBCT 图像归一化后的 HU 值概率分布图

依据线性函数变化对图像进行归一化，公式如下：

$$y = mx + b$$

其中，x 是指组织呈现的 HU 值，最小值一般为 -1000，最大值为 3000 ～ 20000，其值因机器型号及拍摄参数的不同而不同。y 是指设置的 HU 值，范围为 0 ～ 1。

TIP

提示

归一化的主要目的是减少 U-Net 分割时的运算量——计算过程不会造成数据细节的丧失。如果不对数据进行归一化，后面的网络在运算过程中耗时较多，读者可以自己进行测试。

5.3 图像标注

图像标注和训练神经网络这两个过程可以在 Dragonfly 软件的 Segmentation Wizard 界面中进行。具体的图像标注过程如下所示。

5.3.1 选择 Frame

在名为 LF(Series 001)(Converted) 的图像上，单击鼠标右键，然后在弹出的快捷菜单中选择 Segmentation Wizard。Segmentation Wizard 的界面如图 5-8 所示，包括工具面板、工作视图和分割向导面板。

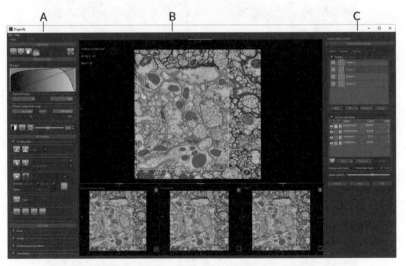

图 5-8 Segmentation Wizard 的界面
（注：A 为工具面板，B 为工作视图，C 为分割向导面板。）

（1）工具面板：提供用于操作视图、调整窗口灰度值和标注的工具。

（2）工作视图：用于标记训练模型所使用的感兴趣区特征的地方。用户不仅可以使用 ROI Painter 面板上的工具来标记类，还可以导入预先准备好的多个 ROI。如果正在处理多模态图像，还可以选择在视图中显示哪些图像。Frame 选项组如图 5-9 所示。

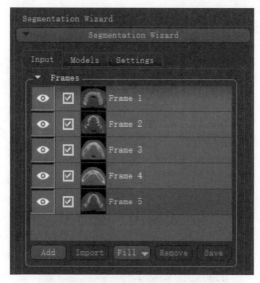

图 5-9 Frame 选项组

（3）分割向导面板：如图 5-8 所示，该面板包括 Input、Models 和 Settings 这 3 个选项卡，用户可以自由在图像和模型间切换。其下方有 3 个控件，分别为 Predict、Train 和 Exit。

在界面中调整显示的内容，如图 5-10 中方框所示。单击 Add 按钮，则可增加 Frame 1；继续选择合适的图像，单击 Add 按钮，可生成 Frame 2。Frame 是从图像中选取的一部分用于训练神经网络的数据。选择要操作的视窗范围，单击 Add 按钮，这样就可以增加任意数量的 Frame。

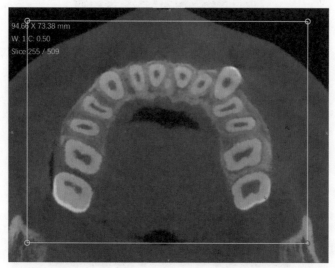

图 5-10 选择的图像 Frame 区域显示

> 通过调整显示视窗的大小，使窗口只显示需要分析的界面。可以通过调整视
> 窗有效地减少无用数据（冗余数据）。

5.3.2　确定分类

在图像标注过程中，我们将依据不同的用途对图像加以标注。标注类型为关键点、线、边框标注、其他形状标注等。

在这个案例中，我们要把牙齿、牙髓及周边组织分割出来。依据图像的灰度特征和纹理特征，我们按照语义分割将像素进行逐个标注，也就是说，将 Frame 中的像素点定义为 5 个类，并分别对每个 Frame 的 5 个类进行标注。ROI 标注类（Class）在软件中的显示、待标注的 Frame 以及标注好的效果如图 5-11 ～图 5-13 所示。

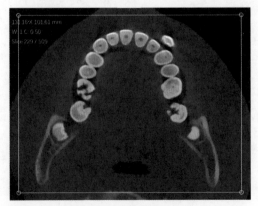

图 5-11　ROI 标注类（Class）的显示

图 5-12　待标注的 Frame

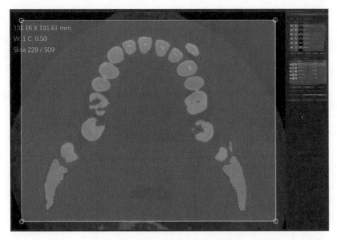

图 5-13 标注好的效果

5.3.3 ROI 标注

接下来要做的是 ROI 标注。先针对待标注的图像选中对应的 Class，在图 5-14 所示的 ROI Painter 下，单击 Round Brush 或 Square Brush 按钮，按住 Ctrl 键并单击鼠标左键，可以增加 ROI。如果要擦除 ROI，则按住 Shift 键并单击鼠标左键。ROI 标注过程如图 5-14 所示，其中，圆圈的大小代表圈选范围。

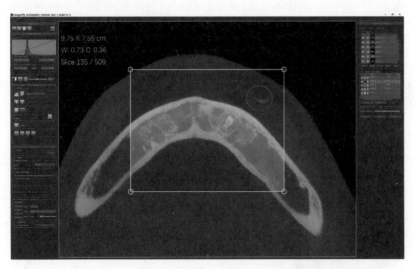

图 5-14 ROI 标注过程（其中圆圈的大小代表圈选范围）

依次对 Frame 1、Frame 2、Frame 3、Frame 4……中的 Class 1 ～ Class n 进行标记。完成 ROI 标注后，每个 Class 的体素数量（Count）不为 0，如图 5-15 所示。若其值为 0，软件会自动提示错误。

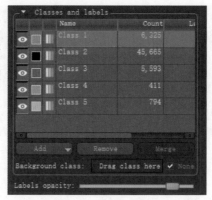

图 5-15　每个 Class 的体素数量（Count）

问：在 ROI 标注过程中，有快捷操作方式吗？

答：滚动鼠标滚轮，可以实现多个层（Slice）上下切换；长按鼠标滚轮，前后移动鼠标位置，可以实现图像的放大和缩小；同时按住鼠标左右键，可以对图像进行平移。

在图 5-14 所示的框中，我们需要对 Frame 上整个图像中的所有像素点进行 Class 标记。注意，这里之所以要对所有像素点进行 Class 标记，是因为在对某个类别进行训练时，每个像素都会参与训练，所以我们需要先知道神经网络的适用范围及工作原理，具体细节参见 Dragonfly 的帮助文件（见图 5-16）。

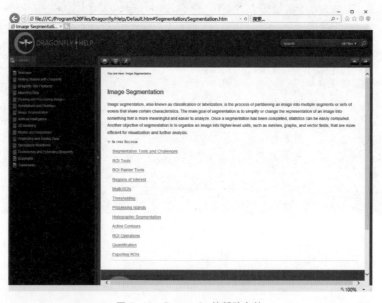

图 5-16　Dragonfly 的帮助文件

在每个Frame上，一个Class为一个或多个ROI，同一个Class的ROI标注应该颜色一致。例如若Class 1为骨头，则所有骨头应标记为同一种颜色。Class 2为背景，Class 3为牙槽骨-皮质骨，Class 4为牙槽骨-松质骨，Class 5为牙髓腔。也就是说，每个Class都有自己的颜色。

提示

在 Class 处，按住 Ctrl 键，同时选中两个或多个 Class，可以实现图像标注只修改选中的 ROI 对应的区域。例如，如果同时选中 Class 1 和 Class 3，就只会对这两个 Class 进行修改或标注，如图 5-17 所示。

图 5-17　对 Class 1 和 Class 3 进行修改或标注

如图 5-18 所示，若选中 Frame 前面的复选框，则这些 Frame 将参与训练。若 Frame 不参与训练，则不予选择。

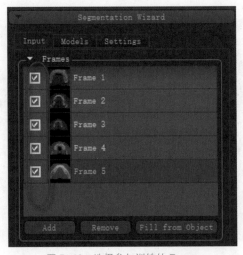

图 5-18　选择参与训练的 Frame

5.4　模型生成

在图 5-19 所示的 Models 选项卡中，在空白处单击鼠标右键，然后在弹出的快捷菜单中选择 Generate New Model，即可打开 Model Generator 对话框，其中显示了用于生成新的深度学习和机器学习（经典）模型的选项。用户可依据不同的需求选择不同类型的模型。

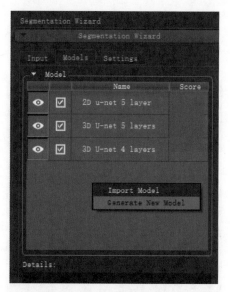

图 5-19　生成新模型

用户可以根据需要选择不同的网络结构选项，单击 Generate 按钮，即可生成新模型，如图 5-20 所示。

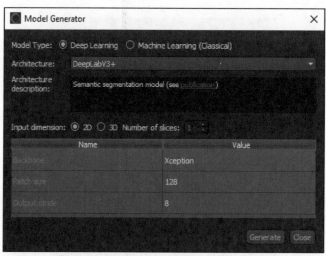

图 5-20　Model Generator 对话框

在 Model Generator 对话框中，有两个模型选项，即 Deep Learning 和 Machine Learning（Classical）。由于深度学习中 U-Net 使用较为普及，因此若选择 Deep Learning 选项，则在对应的界面中，显示的是用于生成新的深度学习模型的选项，如 Architecture、Input dimension、Number of slices 等可设置参数。

你可以在 Architecture 右侧的下拉列表中选择合适的深度学习模型，如图 5-21 所示。

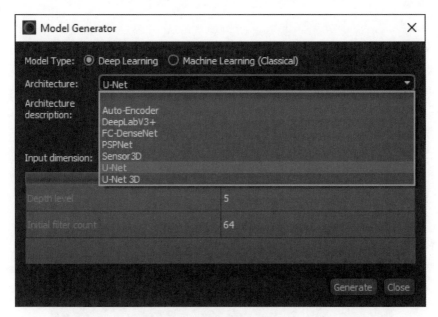

图 5-21　可选择的深度学习模型

选择所需要的输入维度（二维或三维），单击 Generate 按钮，新的模型就会出现在列表中。

Architecture 右侧的下拉列表中，常用的选项及其功能如下。

（1）Auto-Encoder：自动编码器。

（2）DeepLabV3+。有关 DeepLabV3+ 的更多信息，请参阅 "Encoder-Decoder with Atrous Separable Convolution for Semantic Image Segmentation"。

（3）FC-DenseNet：语义分割模型。有关 FC-DenseNet 的更多信息，请参阅 "The One Hundred Layers Tiramisu: Fully Convolutional DenseNets for Semantic Segmentation"。

（4）PSPNet：语义分割模型。有关 PSPNet 的更多信息，请参阅 "Pyramid Scene Parsing Network"。

（5）Sensor 3D：使用卷积长短期记忆（Long Short-Term Memory，LSTM）的语义分割模型。有关 Sensor 三维的更多信息，请参阅 "Deep Sequential Segmentation of Organs in Volumetric Medical Scans"。

（6）U-Net：专为医学图像分割而设计的通用模型。有关 U-Net 的更多信息，请参阅

"U-Net: Convolutional Networks for Biomedical Image Segmentation for additional information about U-Net"。

（7）U-Net 3D：U-Net 的三维实现。有关 U-Net 的更多信息，请参阅"3D U-Net: Learning Dense Volumetric Segmentation form Sparse Annotation"。

> 目前，Dragonfly软件中只有U-Net 3D是使用三维卷积的全三维模型。此模型的输入切片数由输入大小决定，输入大小必须为三维数据，例如 32×32×32。

Machine Learning（Classical）的 Model Generator 对话框如图 5-22 所示，其中显示了 AdaBoost、Bagging、Extra Trees、Gradient Boosting、K-Nearest Neighbors、Random Forest 等不同的模型。Dragonfly 软件用户可在 Algorithm 右侧的下拉列表框中加以选择。在实际使用中，你会发现每种算法对输入的反应不同，可以通过数据集及计算的不同需求进行选择。

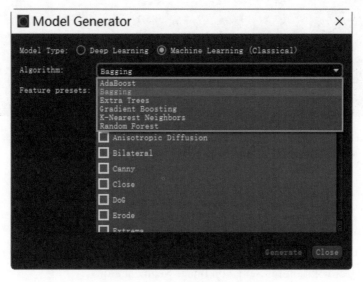

图 5-22   Model Generator 对话框

5.5   数据增强

数据增强可实现对小样本数据的数据增加，如通过对图像放大或缩小、旋转、平移、灰度值调整、增加高斯噪声、裁剪及扩增等操作，可供用户创建不同的训练数据，同时可以避免训练过程中网络过拟合。

由于口腔中 CBCT 图像灰度值分布不一致，同时为了解决不同的拍摄参数、不同的拍摄仪器带来的灰度值分布不一致的问题，在数据增强过程中，灰度值的变化范围是调整的重点。

在确定好训练模型后，我们可以对相关的参数进行设置。在图 5-23 所示的 Training Parameters 界面中，我们可以在 Data augmentation 选项组中完成参数设置。

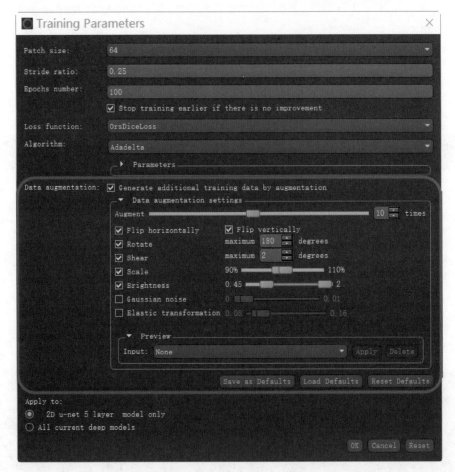

图 5-23　Training Parameters 界面

5.6　神经网络训练

在系统中选择 U-Net 网络，基于神经网络的训练方法一般包括以下 4 个步骤。

（1）准备训练集。

（2）训练神经网络。

（3）验证网络。

（4）测试网络。

本案例将采用 U-Net 对组织进行分割。U-Net 是一种卷积神经网络，因其网络结构形似字母 U，故命名为 U-Net。U-Net 由两部分组成，分别为编码层和解码层。值得一提的是，在 Dragonfly 中，用户可以实现（相对）任意尺寸的图像分割。

我们按照 4 ∶ 1 的比例将数据集划分为训练集和验证集，应用 U-Net 模型对数据进行训练，通过逐步优化迭代次数、批次的大小、学习率、数据的维度，获取最优分割多组织的神经网络模型。

单击 Train 按钮（见图 5-11），开始网络训练。如图 5-24 所示，我们可以看到网络在进行训练，还可以看到训练次数。在默认设置情况下，如果损失值连续 10 次不下降，则网络训练停止。

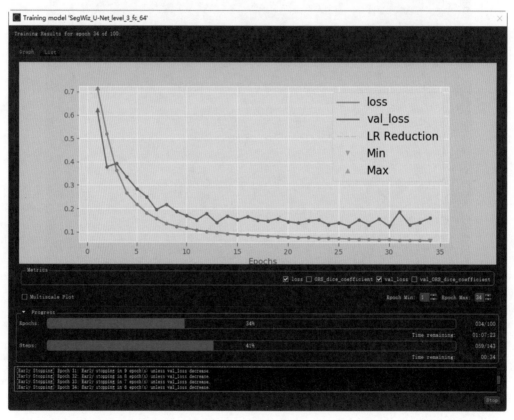

图 5-24 训练示意

在完成训练后，界面会显示 loss 值。训练后的网络可以单独保存。

接下来，我们设置不同的参数（层数和维度），然后单击 Predict 按钮，就会在界面中看到不同的训练结果，如图 5-25 所示。

单击图 5-26 中的 Save 按钮，即可保存训练好的模型。用户也可以修改所保存的网络模型的名称。

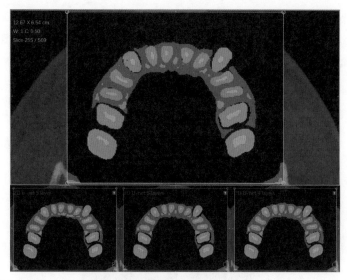

图 5-25 训练结果（上部的图为人工标注的数据，下部的 3 个小图为采用不同参数所得到的结果）

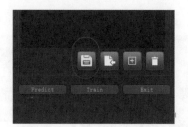

图 5-26 保存训练好的模型

单击 Exit 按钮，即可退出 Segmentation Wizard 界面。

5.7 应用网络

为了便于用户应用网络，Dragonfly 单独设计了应用网络的界面。如图 5-27 所示，在软件主界面的菜单栏里，依次选择 Artificial Intelligence → Deep Learning Tool，即可进入 Deep Learning Tool 界面。

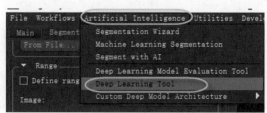

图 5-27 深度学习工具

在 Model Type 处选择待分割图像的计算模型（经归一化后的灰度图），通过单击右侧的 Load 按钮载入模型，然后在 Apply 选项组中选择图 5-28 所示的数据（Traindata），最后单击右下角的 Apply 按钮，如图 5-29 所示。

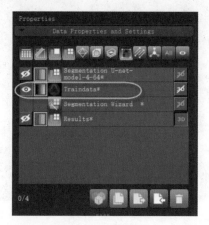

图 5-28　选择数据

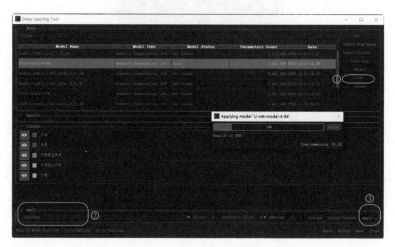

图 5-29　按照图示步骤操作

注意，单击右下角的 Apply 按钮时，会出现 3 个选项（All Slices、Marked Slices 和 With Mask），可供用户根据自己的需要选择范围，如图 5-30 所示。

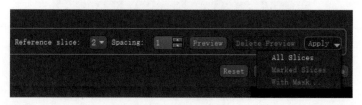

图 5-30　选择范围

接下来，我们应用训练好的模型分割数据进行计算。分割前的状态如图 5-31 所示，分割过程如图 5-32 所示，分割后的结果如图 5-33 所示。

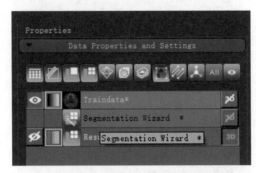

图 5-31 分割前的状态

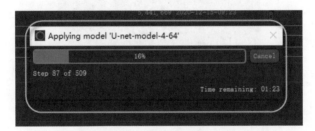

图 5-32 分割过程

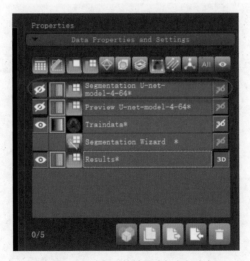

图 5-33 分割后的结果（红色标注）

计算结果自动生成 Multi-ROI。接下来，选择 Multi-ROI，单击鼠标右键，在弹出的快捷菜单中选择 Extract ROIs（见图 5-34），则每个类生成 1 个 ROI，共生成 5 个 ROI。解压后的 ROI 如图 5-35 所示。

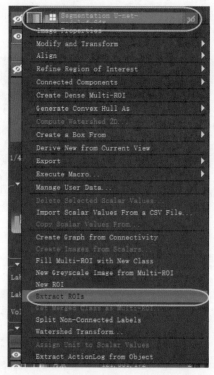

图 5-34　选择 Extract ROIs

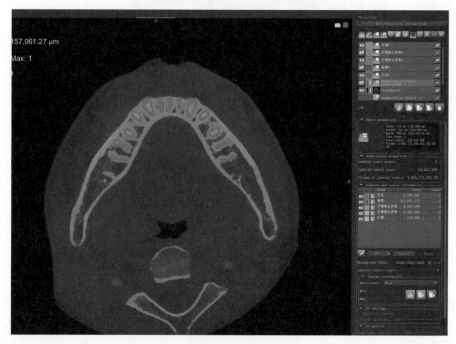

图 5-35　解压后的 ROI

5.8 总结与思考

基于语义分割的方法，我们可以得到牙齿及牙髓的感兴趣区，对分析得到的结果做平滑处理后，将其导出为三维表面数据，如扩展名为 .stl 的三维网格数据。

针对牙齿的独立分割及标注，牙齿、牙髓的形态学分析，牙齿与骨之间的力学关系，我们留给读者思考与实践。

- 思考 1：如何利用形态学方法对牙齿进行独立分割？
- 思考 2：如何利用深度学习方法对牙齿进行独立分割？
- 思考 3：如何利用实例分割对牙齿进行标注？
- 思考 4：如何构建牙齿与牙槽骨的力学模型并进行力学分析？

这里给出部分实验的结果图（见图 5-36 ～图 5-39），以飨读者。

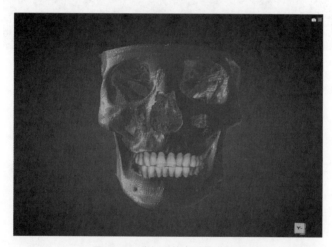

图 5-36 分割后的皮质骨三维图

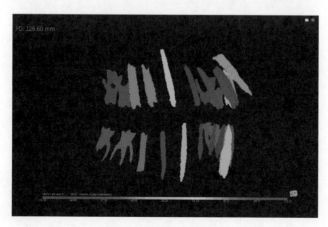

图 5-37 牙髓腔侧视图

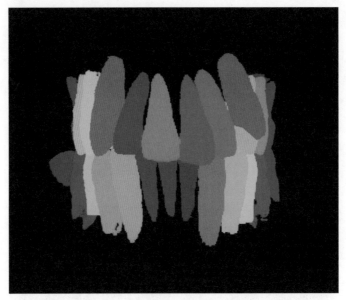

图 5-38   分割后的牙齿三维图

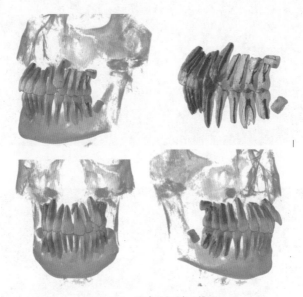

图 5-39   牙齿及牙髓三维图

第 6 章

三维建模——肺血管和气管分割

在本章中，我们会介绍一个医学中肺的增强 CT 的数据分割案例，旨在让读者熟悉数据的标注、深度神经网络的训练与应用，以及数据的三维显示设置方法。

学习目的

- 掌握导入数据的方法，熟悉 Dragonfly 软件中 ROI 标注工具的使用。
- 熟练掌握 Segmentation Wizard 的操作流程。
- 学会使用连通单元分析模块。
- 了解三维数据的多种呈现模式。

6.1 图像导入

本案例中的图像来自飞利浦公司拍摄的肺部 CT 数据。与 5.1 节中导入 DICOM 数据的方法类似，我们分别将患者的数据导入 Dragonfly 软件。

打开 Dragonfly 软件，选择菜单栏中的 File → Import DICOM Images，打开 DICOM 图像文件夹，在菜单栏中选择 Folder Contents → Open folder，选择相应的 DCM 图像存储的文件夹，然后通过单击文件夹名称选中文件夹，双击 Patient 格式的 name，则进入数据显示界面，如图 6-1 所示。

6.2 图像标注

要进行图像分割，通常我们需要先对图像进行标注。在本节中，我们将重点介绍 Dragonfly 中常用的图像标注工具，如阈值法、ROI 笔刷工具、智能栅格和捕捉工具等。

用户可以在 Dragonfly 的 Segment 选项卡中找到上述工具。接下来，我们逐一介绍这些工具的使用方法。

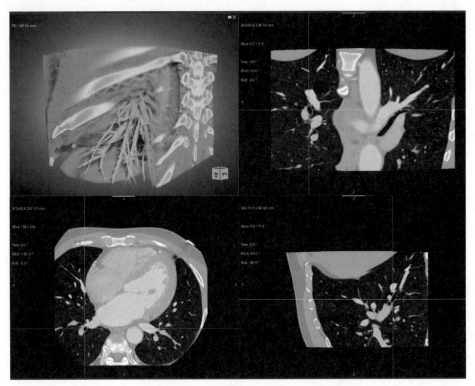

图 6-1 数据显示界面

1. 阈值法

用户可以在 Range 选项组中定义图像的灰度值范围，然后将所选范围应用于阈值分割。如图 6-2 所示，选择相应的区域，然后单击 Add to New 按钮，即可增加一个感兴趣区。

2. ROI笔刷工具

ROI 笔刷工具位于 2D view tools 选项组中，如图 6-3 所示。单击其中一种 ROI 笔刷工具，在其右侧的下拉列表框中选择 1 种算法（共 3 种，即 Full、Adaptive Gaussian 和 Local Otsu）。

接下来，要基于 Local Otsu 对数据进行勾选，可以选择 Lower 或 Upper。

■ Lower：自动设置所选数据集中介于 0 和 Local Otsu 之间的范围。

■ Upper：自动设置所选数据集中介于 Local Otsu 和最大数据值之间的范围。

在用 ROI 笔刷工具勾选图像的过程中，用户还可以选择 Single slice（单层图像）或 Multi-slice（多层图像）。

在标注过程中，这个方法非常实用。具体操作过程是：新建一个 ROI 并选中它，利用 ROI 笔刷工具对待分割的图像进行勾选；如果要增加 ROI，此时需要按住 Ctrl 键并单击鼠标左键，如果要擦除 ROI，则需要按住 Shift 键并单击鼠标左键。

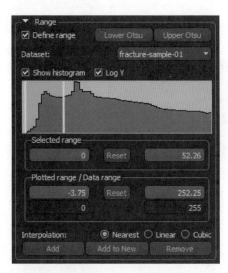

图 6-2　选择合适的阈值范围

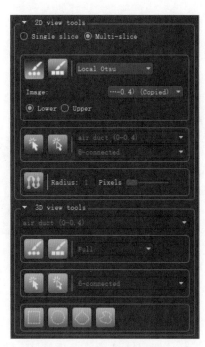

图 6-3　ROI 笔刷工具

3. 智能栅格

智能栅格（Smart Grid Tool）工具可以方便用户填充由软件定义的栅格的边界，如图 6-4 所示。用户在此处进行相关设置后，得到的效果如图 6-5 所示。

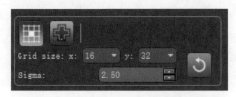

图 6-4　智能栅格工具

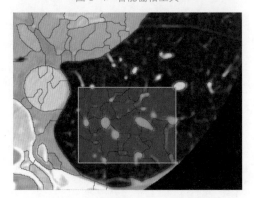

图 6-5　使用智能栅格工具的效果

智能栅格会自动计算图像中灰度值变化梯度大的位置，确定好边界，用户用鼠标点选某个区域，即可将该区域定义为某个 ROI。

4. 捕捉工具

捕捉工具（Snap Tool）可供用户只在二维视图中拖动感兴趣的特征，即可创建 ROI，如图 6-6 所示。

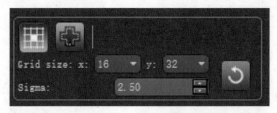

图 6-6　捕捉工具

选中所要标注的图像，软件中的轮廓线将自动捕捉到定义区域边界，如图 6-7 所示。若按住 Ctrl 键的同时长按鼠标左键，在要添加到选定区域的像素内拖动，此时轮廓线将捕捉到定义区域边缘的渐变，即可自动选中所要标注的部分。若按住 Shift 键的同时长按鼠标左键，在要从选定区域删除的像素内拖动，此时轮廓线将捕捉到定义区域边缘的渐变，即可移除所选定的区域。

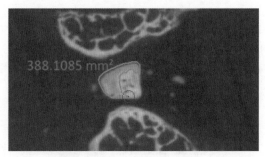

图 6-7　使用捕捉工具

5. 本案例中肺部数据的标注

本案例关注的位置是肺部血管和气管。选择 CT 数据，右击 Segmentation Wizard，打开 Segmentation Wizard 选项组。在 Frames 选项组中单击 New 按钮，完成 Frame 的新建；在 Classes and labels 选项组中单击 Add 按钮，完成 Class 的新建，如图 6-8 所示。Segmentation Wizard 的操作界面如图 6-9 所示。

 注意　在训练样本前，要对数据进行手动标注，标注的方法可以依据不同的特征加以选择，通常建议标注10～15个Frame。

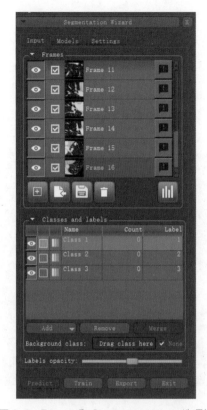

图 6-8　Frames 和 Classes and labels 选项组

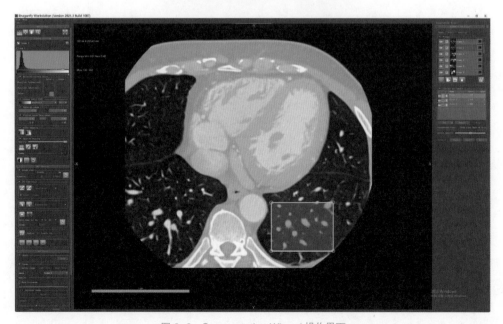

图 6-9　Segmentation Wizard 操作界面

6.3   训练模型

在 Models 选项卡中，单击鼠标右键，在弹出的菜单中选择 Generate New Model，如图
6-10 所示，即可生成一个新的模型。在 Model Generator 对话框中，用户可以在 Architecture
右侧的下拉列表中选择现有的模型。在本案例中，我们选择了 U-Net，单击 Generate 按钮，
即可生成模型，如图 6-11 所示。

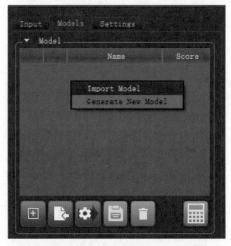

图 6-10   生成新模型

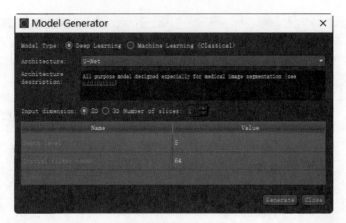

图 6-11   模型生成器

单击如图 6-8 所示的 Train 按钮，系统将开始训练模型。训练结束后，结果如图 6-12
所示。

训练结束后，请用 Frame 验证模型的效果。如果达到满意的效果，loss 值或 Dice 值也
符合要求，则可以将分割的模型应用在 CT 整体数据中。

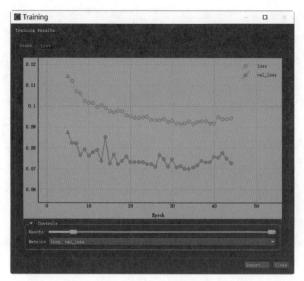

图 6-12　训练结果

6.4　结果分析

接下来，我们将模型应用在整体的 CT 数据中，并将分割后的数据进行三维呈现及特征分析，如图 6-13 ～ 图 6-15 所示。Dragonfly 提供了计数、测量和表征图像特征的功能，可以从分割区域生成三维模型，用于力学建模或三维打印。

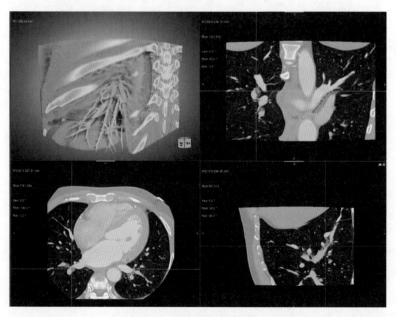

图 6-13　分割得到的气管及支气管

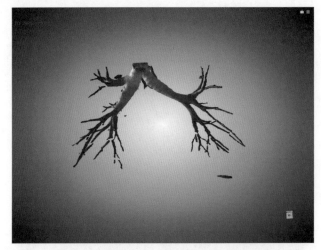

图 6–14   气管及支气管

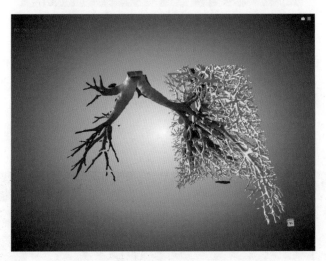

图 6–15   肺中单侧血管

如果需要区分动脉血管和静脉血管，则需要参考心脏的解剖结构进行区分。就医学图像而言，由于动脉和静脉没有差异，因此很难加以区分。

6.5   总结与思考

针对肺部组织的分割，现在国内及国际的会议（如 2018 年在西班牙举行的"医学图像计算和计算机辅助干预会议"）及比赛多有涉及，有公开的数据集，也有标注好的数据集。读者如有兴趣，可自行尝试。

肺静脉和动脉的灰度值和形态极不规则，通过特征分离动脉和静脉略显困难，我们可以通过解剖结构、计算机算法及手动方式对肺动脉和静脉进行分离。

我们将以下问题留给读者思考与实践。

- ■ 思考 1：如何去除气管分割后的噪点？
- ■ 思考 2：如何利用血管的边界信息并对血管做形态学方面的特征计算？
- ■ 思考 3：如何对血管进行骨架提取？
- ■ 思考 4：如何对静脉血管和动脉血管进行分割并进行三维呈现？

这里给出部分实验的结果图，以飨读者，如图 6-16 ～图 6-19 所示。

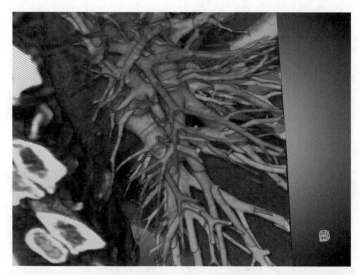

图 6-16 肺部光谱 CT 的三维呈现

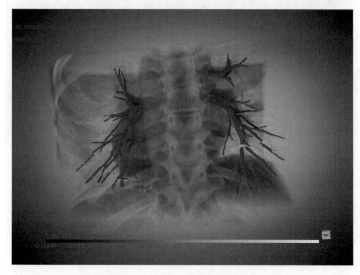

图 6-17 肺部气管的三维呈现 1

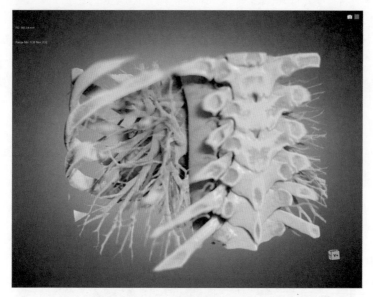

图 6-18 肺部气管的三维呈现 2

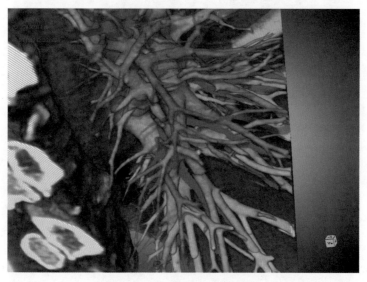

图 6-19 肺部气管和血管的分布

第 7 章

图像配准——口腔术前和术后数据
的配准应用

配准分两种，一是同一患者同一组织的不同模式的扫描数据配准，二是同一患者两次诊疗同源数据的纵向跟踪分析需要的配准。在本案例中，我们将分析治疗前后患者组织的变化，同时分析新骨形成的过程。

学习目的

- 理解图像配准可以实现的效果，实现将两种不同设备拍摄的图像进行配准。
- 学会通过选定某个区域，以区域中像素为特征进行三维图像配准。
- 通过配准的结果，实现图像融合。
- 熟悉图像配准的处理流程，并保存实验结果。

7.1 图像导入

与 5.1 节中导入 DICOM 数据的方法类似，我们分别将患者术前和术后的数据导入 Dragonfly 软件中，并将文件分别命名为 pre 和 post，如图 7-1 所示。打开软件 Dragonfly，选择菜单栏中的 File → Import DICOM Images，打开 DICOM 文件夹，在菜单栏中选择 Folder Contents → Open folder，选择相应的 DICOM 图像存储的文件夹，然后通过单击文件夹名称选中文件夹，双击 Patient name，进入数据显示界面。

7.2 图像预处理（三维空间坐标系校正）

图像中的每个像素在空间中都有自己的位置，我们可以通过坐标系校正或者手动调整图像的坐标，实现数据 pre 和 post 在空间中的分布大概一致。

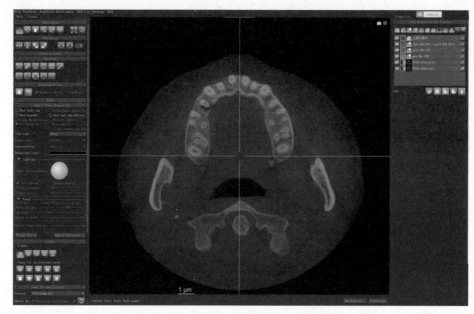

图 7-1　数据显示界面

在本案例中，我们所做的是三维空间坐标系校正。单击图像名称，再单击鼠标右键，在弹出的快捷菜单中依次选择 Image Properties → Advanced Properties，可以看到数据现在所处的三维空间位置。通过设置不同的值，可实现三维数据的平移和旋转，如图 7-2 所示。

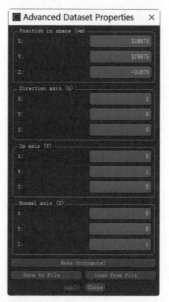

图 7-2　Advanced Dataset Properties 界面

7.3 图像配准

常用的图像配准方法有手动图像配准和自动图像配准两种。通常，经过手动校正实现粗略配准后，还需要使用软件进行自动配准。

7.3.1 手动图像配准

如果采用手动调整方法，则应将数据 post 配准到 pre 的空间坐标系中，将 pre 和 post 两个数据透视显示，其中将 post 透明显示（如设置透明度为 50%），则可以在界面中同时显示数据 pre 和 post。

在 Translate/Rotate 选项组中单击图 7-3 所示的 Displace 图标，我们就可以在显示区域调整图像的中心靶点，实现图像的平移和旋转（见图 7-4）。可在 3 个显示方向上做多次调整，让数据尽可能接近。图像在三维空间中的平移和旋转效果如图 7-5 所示。

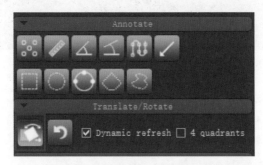

图 7-3　平移和旋转的按键选择

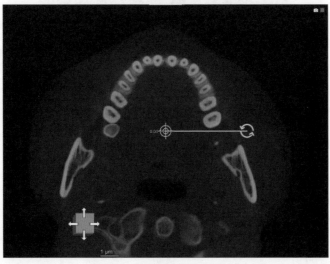

图 7-4　对图像进行平移和旋转

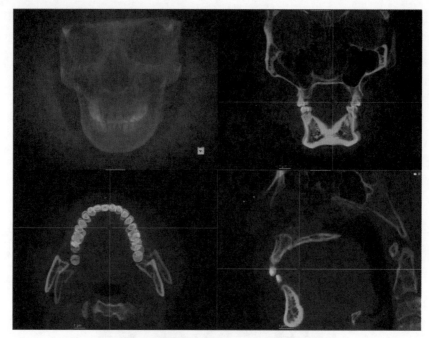

图 7-5　图像在三维空间中平移和旋转效果

 提示　单击图像名称左侧"小眼睛"样的图标，可以让图像显示或隐藏，如图7-6所示。

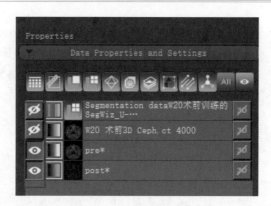

图 7-6　图像显示或隐藏

 提示　在Dragonfly 2021之前的版本中，选择图像，在主界面右侧的2D settings选项组中选中Alpha LUT（见图7-7），可以实现图像的半隐半现效果，同时显示术前和术后的两个数据。

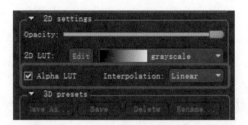

图 7-7　图像半隐半现的设置方法

提示

在Dragonfly软件中，图像的透明度显示可以通过手动调整进行实现。为了便于比较术前术后的差异，我们可以将pre和post分别用红色和绿色进行显示，如图7-8所示。

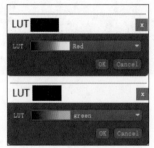

图 7-8　pre 和 post 的显示方式设置

7.3.2　自动图像配准

由于手动平移或旋转较为主观，没有恒定的评价标准，因此经过手动校正实现粗略配准后，我们需要进行自动配准。选中 post 数据，单击鼠标右键，在弹出的快捷菜单中选择 Image Registration 选项（见图 7-9），即可打开 Image Registration 窗口（见图 7-10）。

我们可以在 Dragonfly 软件中实现 pre 数据和 post 数据的配准。配准时，要在 Fixed image 和 Mobile image 处加以选择。固定 pre 数据后，不断旋转、平移或缩放 post 数据，实现这两个数据配准。在配准过程中，我们可以在 Registration method 选项组中选择 Mutual information（互信息）或 SSD（误差平方和）方法。

接下来，我们着重介绍 Image Registration 窗口中的几个重要的工具，这些工具在实现自动图像配准时不可或缺。

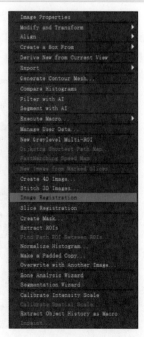

图 7-9　Image Registration 选项

（1）Mask 工具。在配准过程中，固定的数据不会被修改。在 Dragonfly 中，用户可以选择一个蒙版，以确定参与运算的三维区域。如果选中蒙版，则变换过程中的计算将被限制在所选蒙版定义的三维区域中。

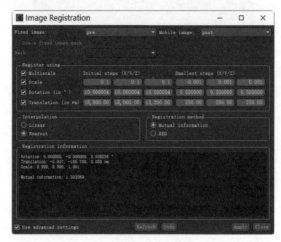

图 7-10　Image Registration 窗口

在本案例中，我们会利用 Mask 工具选择特征区域（上颌区域和下颌区域）加以配准。因为配准需要选择两个图像的稳定区域，而对于口腔智齿拔除术的图像，其术前和术后的咬合状态可能发生变化，因此要对上颌和下颌的数据单独进行分析。

如果要配准上颌区域，则选择非拔牙区的牙列区域、骨组织等区域作为配准参考选区。如果要配准下颌区域，则选择下颌的关节及牙列区域作为配准参考选区，即蒙版（Dragonfly 软件中提到的 a fixed image mask）。配准下颌区域的示例如图 7-11 所示。

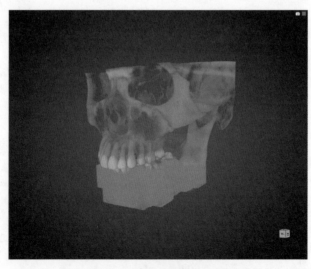

图 7-11　配准下颌区域的示例

（2）Register using 工具。在计算过程中，如果选中 Scale 复选框，则可以将所选的移动数据集的坐标系中 X、Y 和 Z 的维度大小进行缩放。如果选中 Rotation 复选框，则可以将旋转应用于移动数据。注意，在某些情况下，缩放可能必须独立于平移和旋转，才能获得最佳效果。

（3）Interpolation 工具。Interpolation 共有两个选项，即 Linear 和 Nearest。若选中 Linear，则通过线性插值法进行插值；若选中 Nearest，则用最近邻法进行插值。

（4）Registration method 工具。这里包括两个选项，即 Mutual information 和 SSD。若选中 Mutual information，可以应用图像配准的信息来计算一幅图像包含另一幅图像的信息量，这种方法广泛用于 CT/MR、PET/MR 等多种配准工作。若选中 SSD，则可以通过计算两幅图像之间的差值平方和求最小值，通常用于相同模态数据的配准。

假设有两幅图像排布方式分别为 f 函数和 g 函数，用 M 代表参考图像中行的像素个数，用 N 代表列的个数，令 u 和 v 表示变量，则随着 i 和 j 在 x 轴和 y 轴方向上的不断变化，我们就可以计算 SSD 的最小值。计算 SSD 的公式如下所示：

$$SSD(i,j) = \sum_{i=1}^{M} \sum_{j=1}^{N} [f(i,j) - g(i+u, j+v)]^2$$

完成图像配准后，我们可以通过特殊设置两个图像的显示透明度实现两个图像的共同显示，结果如图 7-12 所示。

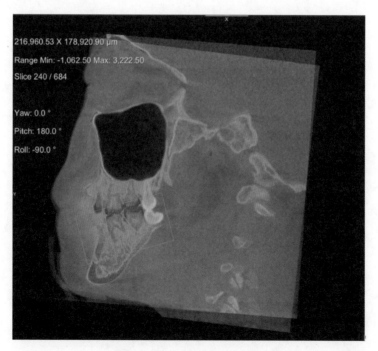

图 7-12　配准后的术前和术后图像

7.4   总结与思考

在实际应用中，我们可以对由不同设备采集的图像进行配准。下面的问题留给读者思考和实践。

- 思考 1：如何实现 MRI 和 CT 图像的配准？
- 思考 2：如何实现 CBCT 图像和模型的三维表面扫描数据配准？
- 思考 3：对配准后的数据，如何评价配准精度？

第 8 章

分割与特征提取——骨组织的
形态学分析

在本章中，我们将介绍一个医学中的 Micro-CT 数据处理案例，使用 Micro-CT 拍摄骨组织，然后从微米层面分析骨的微观结构。

Micro-CT 又称微型 CT 或显微 CT，是一种不破坏样本内部显微结构的拍摄技术。与普通临床的 CT 不同，Micro-CT 最大的特点在于分辨率极高，可以达到微米（μm）级别，能用于医学、药学、生物学、考古、材料、电子、地质学等领域的研究。

学习目的

- 了解 Dragonfly 软件中 Bone Analysis 模块的图像处理流程。
- 掌握用阈值法、深度学习方法等分割骨组织。
- 学会对分割结果进行后处理及分析，并将结果与临床信息比对，深入理解形态学特征与临床信息的关系。

8.1 骨的背景知识

下面我们将从宏观和微观两个角度简单介绍骨的背景知识。

（1）宏观角度。骨由坚硬而具有弹性的骨组织构成，全身骨互相连接构成骨骼，为运动系统的组成部分。骨骼由各种不同的形状组成，复杂的结构使骨骼在减轻重量的同时能够保持坚硬。人出生时，全身大约有 300 块骨头，但是许多骨头会在发育过程中融合在一起，在成年时共有 206 块

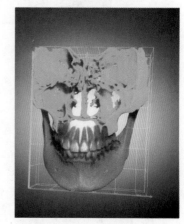

图 8-1 头骨结构

独立的骨头。人体内最大的骨是股骨或大腿骨，最小的骨是中耳的镫骨。图 8-1 所示的是头骨结构。

（2）微观角度。骨组织是一种硬组织，也是一种特殊的结缔组织。它内部具有蜂窝状基质，有助于增强骨骼的力学性能。骨骼不是均匀的固体，而是由灵活的基质和矿物质组成的。骨组织由不同类型的骨细胞组成，有成骨细胞和破骨细胞。成骨细胞参与骨组织的形成和矿化，破骨细胞参与骨组织的吸收。两种细胞不断进行建造和重塑。图 8-2 所示的是骨的微观结构。

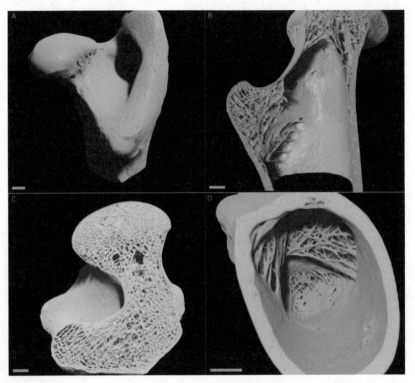

图 8-2   骨的微观结构

8.2   Dragonfly 中 Bone Analysis 模块的操作流程

我们可以利用 Dragonfly 中 Bone Analysis 模块实现以下几种操作。

- 皮质骨与骨小梁的自动分离（两个经典算法）。
- 常用骨参数测量（整个骨样品的全局和局部测量）。
- 骨三维重建。
- 骨小梁结构的局部变化情况，例如骨组织容积占比、各向异性等量化结果在三维空间中的分布与可视化呈现。

骨分析操作流程如图 8-3 所示。

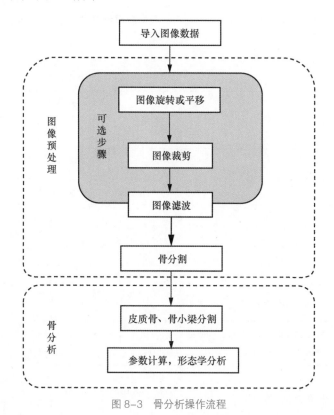

图 8-3　骨分析操作流程

可以看到，导入 Micro-CT 图像后，我们需要对图像进行空间位置调整。为了减小数据的运算量，我们可以对处理区域进行裁剪，然后利用图像分割技术分割骨组织，再将骨组织细分为皮质骨和骨小梁。最后，我们就可以对分割后的数据进行形态学分析、三维重建及各向异性的分析等。

8.3　骨的测量参数

在本节中，我们主要介绍骨的测量参数，包括骨分析的通用参数、骨小梁分析的参数和皮质骨分析的参数。

8.3.1　骨分析的通用参数

在 Micro-CT 中，我们可以对骨质部分进行深入的形态学分析和研究。骨分析的通用参数包括骨组织的体积、表面积、质量及各向异性等。骨的全局测量参数及其含义如表 8-1 所示。

表 8-1   骨的全局测量参数及其含义

序号	英文缩写	英文全称	形态学测量参数	含义	单位
1	TV	Total Volume	组织体积	表示感兴趣区总体积，该指标主要依据研究者或研究关注的区域	unit³
2	BV	Bone Volume	骨体积	表示通过移动立方体算法或其他方法进行计算的骨组织体积	unit³
3	BS	Bone Surface	骨表面积	表示通过移动立方体算法或其他方法进行计算的骨组织表面积	unit²
4	BV/TV	Bone Volume Fraction（Bone Volume/Total Volume）	骨体积分数（骨体积 / 总体积）	表示感兴趣区内骨体积与组织体积比值，可直接反应骨量的变化	%
5	BS/TV	Bone Surface area/Bone Volume（Bone surface density）	骨表面密度（骨表面积与组织体积的比值）	表示 ROI 内骨表面积与组织体积的比较	1/unit
6	BS/BV	Bone Surface area/Bone Volume（Specific bone Surface）	骨表面积（骨表面积体积比）	表示分割的组织单位内骨组织的面积大小	1/unit
7	BMC	Bone Mineral Content	骨的矿物质含量	表示感兴趣区骨组织中，所含骨矿物质量的大小	g 或 mg
8	BMD	Bone Mineral Density	骨矿物质密度	表示感兴趣区骨组织中，所含骨矿物密度的大小	g/unit³
9	TMD	Tissue Mineral Density	组织骨密度	骨组织的密度	g/unit³
10	Ani.MIL	Anisotropy（from MIL）	各向异性	物质的全部或部分化学、物理等性质随着方向的改变而有所变化，在不同的方向上呈现出差异的性质	—
11	Ani.SVD	Anisotropy（from SVD）	各向异性		—

其中，unit 为单位，可以是 mm、cm 或 m。

提示   Anisotropy表示各向异性，各向异性在不同学科领域的定义有所不同。Anisotropy一词来源于希腊语，其中，an表示non，iso表示equence，tropos表示way。

各向异性在不同领域的含义有所不同。各向异性是指物质的全部或部分化学、物理等性质随着方向的改变而有所变化，在不同的方向上呈现出差异的性质。例如，在材料科学中，晶体的各向异性是指同一晶体在不同方向上具有不同的性能，也就是说，沿晶格的不同方向，原子排列的周期性和疏密程度不尽相同，由此导致晶体在不同方向的物理、化学特性也不同，这就是晶体的各向异性。晶体的各向异性具体表现在晶体不同方向上的弹性模量、硬度、断裂抗力、热膨胀系数、导热性、电阻率、电位移矢量、电极化强度、磁化率和折射率等都是不同的。各向异性作为晶体的一个重要特性具有相当重要的研究价值，常用密勒指数（Miller indices）来标识晶体的不同取向。

8.3.2 骨小梁分析的参数

在医学领域，对骨小梁的评估在分析骨的功能和强度、植骨的愈合情况、骨疾病（如骨质疏松症）情况、植骨手术前的骨质量和植骨手术后的骨整合情况等方面得到了广泛的应用。描述骨小梁结构的参数主要有骨小梁厚度（Tb.Th）、骨小梁分离度（Tb.Sp）、骨小梁数目（Tb.N）、骨小梁体积百分数（BV/TV）、骨小梁模式因子（Tb.Pf）、结构模型指数（SMI）等。骨小梁的测量参数及其含义如表 8-2 所示。

表 8-2 骨小梁的测量参数及其含义

序号	英文缩写	英文全称	形态学测量参数	含义	单位
1	Conn	Connectivity	骨小梁连通性	表示感兴趣区内骨小梁网状结构之间的连接数量	—
2	Conn.D	Connectivity Density	骨小梁连接密度	表示每 $unit^3$ 体积中骨小梁网状结构之间的连接数量	$1/unit^3$
3	SMI	Structure Model Index	结构模型指数	描述小梁组成结构中板层结构和杆状结构比例的参数。如果结构中骨小梁为板层结构，那么 SMI 接近 0；如果主要是杆状骨小梁，SMI 则接近 3	—
4	Tb.N	Trabecular Number	骨小梁数目	表示每个 unit 中骨小梁的数量（即骨组织与非骨组织交点数量的平均值）	1/unit
5	Tb.Th	Trabecular Thickness	骨小梁厚度	表示骨小梁平均厚度，可以通过直接的三维测量方法获得	unit
6	Tb.Sp	Trabecular Separation	骨小梁分离度	表示骨小梁之间（髓腔）的平均宽度，Tb.Sp 增加，提示骨吸收增加，可能发生骨质疏松。在多孔材料中，Tb.Sp 可理解为孔隙率	unit
7	Tb.Th.SD	Standard Deviation of Trabecular Thickness	骨小梁厚度标准差	表示某感兴趣区中骨小梁厚度的均匀性	unit

续表

序号	英文缩写	英文全称	形态学测量参数	含义	单位
8	Tb.Sp.SD	Standard Deviation of Trabecular Separation	骨小梁分离度标准差	表示骨小梁之间髓腔宽度的均匀性	unit
9	DA	Degree of Anisotropy	各向异性程度	用于评价骨小梁的方向性和对称性，是 ROI 平均截距长度椭圆中长径和短径的比值。在骨质疏松初期，承重骨小梁的 DA 通常增大；随骨质疏松加剧，DA 会减小	—
10	MIL	Mean Intercept Length	平均截距长度	定量分析骨小梁的方法之一，该方法可以计算测试线在 ROI 内部的截距长度	—
11	Tb.Pf	Trabecular bone Pattern factor	骨小梁模式因子	衡量骨小梁连接度的一个指标，有相对凹性或凸性。该值降低表示骨小梁由杆状向板状变化，发生骨质疏松时 Tb.Pf 增大，即骨小梁由板状变为杆状	1/unit
12	FD	Fractal Dimension	分形维数	用于评价骨小梁的不规则度和复杂度	—

TIP
提示

MIL是定量分析骨小梁的方法之一，可以用于计算测试线在ROI内部的截距长度。MIL分布能够确定MIL椭圆体的方向和DA。

8.3.3　皮质骨分析的参数

皮质骨形成了大多数骨头的皮质，同时也比松质骨更为紧密、坚硬。人体骨骼按重量计约有 80% 是皮质骨。描述皮质骨结构的参数主要有皮质骨面积（Ct.Ar）、皮质骨厚度（Ct.Th）、骨膜周长（Ps.Pm）等。皮质骨的测量参数及其含义如表 8-3 所示。

表 8-3　皮质骨的测量参数及其含义

序号	英文缩写	英文全称	形态学测量参数	解释及意义	单位
1	Tt.Ar	Total（Cortical + Marrow）Area 或 Total Cross-Sectional Area	横断面总面积	表示包含皮质骨和松质骨的横断面的总面积	$unit^2$

续表

序号	英文缩写	英文全称	形态学测量参数	解释及意义	单位
2	Ct.Ar	Cortical Bone Area	皮质骨面积	表示横断面的平均截面积	$unit^2$
3	Ct.Th	Average Cortical Thickness	皮质骨厚度	感兴趣区皮质骨的平均厚度	unit
4	Ct.Ar/ Tt.Ar	Cortical Area Fraction (Cortical Bone Area/Total Area)	皮质骨面积和总面积的比值	表示皮质骨横断面的平均截面积和总面积的比值	%
5	Ma.Ar	Medullary (or marrow) Area	骨髓腔面积	表示骨髓腔在中段骨横截面骨组织中的平均截面积	$unit^2$
6	Ps.S 3D	Periosteal Surface (3D Evaluation)	骨膜表面积（三维评估）	骨膜总表面积，骨膜是覆盖所有骨骼外表面的膜，长骨关节处除外	$unit^2$
7	Ec.S 3D	Endocortical Surface (3D Evaluation)	内皮质曲面面积（三维评估）	皮质骨的内表面的总表面积	$unit^2$
8	Ps.Pm	Periosteal Perimeter	骨膜周长	骨膜的总周长	unit
9	Ec.Pm	Endocortical Perimeter	内皮质周长	皮质骨的内表面的周长	unit

提示

骨是一种具有独特结构的高密度结缔组织器官，在结构上主要分为皮质骨和松质骨。

1. 什么是皮质骨（cortical bone）？

坚硬的骨骼外层由皮质骨组成，皮质骨亦称密质骨（compact bone），因为它比松质骨密度大很多而得名。皮质骨形成了骨骼的坚硬的外表面，赋予骨骼光滑、白色和坚实的外观，按重量计约占成人总骨量的80%。它的主要功能是支撑身体、保护器官、提供运动杠杆以及释放以钙为主的化学元素。

2. 什么是松质骨（cancellous bone）？

在松质骨中，骨松质由大量骨小梁相互交织构成，呈海绵状，有时也被叫作海绵骨（spongy bone），是骨骼的内部组织，是一种细胞多孔结构。

3. 什么是骨小梁（trabecular）？

骨小梁是骨内的一种结构，与骨的生成有关。骨小梁是骨皮质在松质骨内的延伸部分，即骨小梁与骨皮质相连接，在骨髓腔中呈不规则立体网状结构，如丝瓜络样或海绵状，起支持造血组织的作用。骨小梁具有承载负荷、在骨小梁之间及骨小梁与皮质骨之间传导及分散应力载荷的作用，因此也是影响骨强度的主要因素之一。对于骨小梁来说，其骨质量与微结构密切相关。骨小梁按照骨所承受的压力和张力的方向排列，因而骨能承受较大的重量。

8.4　图像导入

导入待处理数据"microCTscan"后，骨的结构将显示在界面中，如图 8-4 所示。我们可以先熟悉一下骨的整体结构和分布。在 Micro-CT 图像中，皮质骨和骨小梁清晰可见，如图 8-5 和图 8-6 所示，可供我们测量皮质骨和骨小梁的二维截面的厚度。

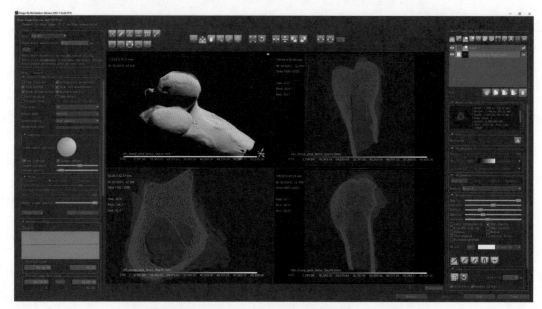

图 8-4　骨的结构界面显示

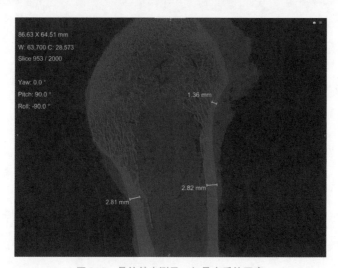

图 8-5　骨的基本测量，如骨皮质的厚度

本案例中的图像数据是用 TESCAN UniTOM XL micro-CT 采集的羊的骨头的数据。

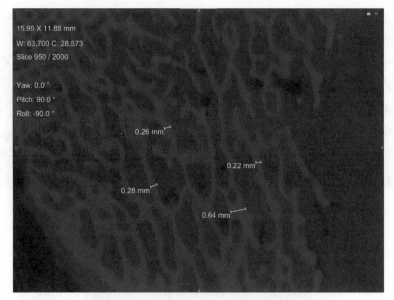

图 8-6　骨的基本测量，如骨小梁的厚度

在 Dragonfly 主界面，我们可以测量某些位置的厚度。例如，在 Annotate 选项组中，单击 Ruler 工具的图标（见图 8-7），可以测量某个截面上皮质骨、骨小梁的厚度。

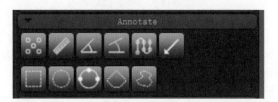

图 8-7　Ruler 工具

8.5　图像预处理与骨分割

在 Dragonfly 软件中，将图像导入 Bone Analysis 模块之前，我们需要做一些预处理工作，包括图像的旋转与平移、骨分割、移除不需要的区域以及封闭骨区域。

1. 旋转与平移

在 Translate/Rotate 选项组中单击 Displace 图标，Rotate（旋转）和 Translate（平移）工具就会出现在界面中。如图 8-8 所示，拖动 Rotate 工具，将所选视图与解剖轴对齐。注意，我们可以在任何一个轴向视图中对图像进行旋转和平移。

在 Data Properties and Settings 选项组中，选中图像的名称，单击鼠标右键，在弹出的快捷菜单中选择 Derive New from Current View，即可生成图 8-9 所示的新数据集。

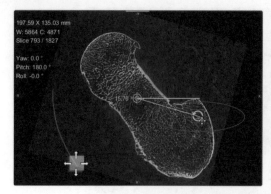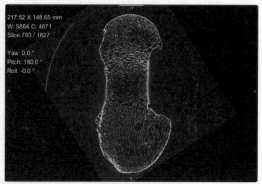

图 8-8　Rotate 工具以及旋转后的图像

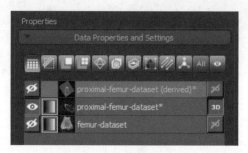

图 8-9　生成新的数据集

　　在某些情况下，我们可以在菜单栏中依次选择 Workflows → Image Filtering，以减少噪声或增强边缘，还可以应用其他操作来助力骨的初始分割。若对图像进行滤波操作，则滤波前和滤波后的图像对比如图 8-10 所示。

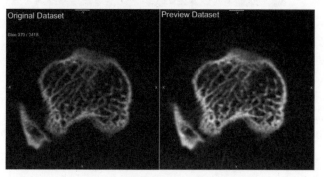

图 8-10　滤波前和滤波后的图像对比

2.　骨分割

　　骨分割共有两个步骤：首先，对图像中的骨进行初始分割；其次，对骨中的皮质骨和松质骨进行分割。皮质骨、骨小梁的分割方法有多种，这里介绍如下两种方法。

　　（1）阈值分割法。我们在 3.5.2 节中介绍了这种方法。前文提到，阈值最初是人为指定的，但并非所有图像直方图的分布都具有易识别的特征，因此研究者们希望可以通过某些算法计算出阈值——这类算法称为自适应阈值分割法，其中最经典的是大津法。

（2）基于深度学习的分割方法。一般采用卷积神经网络（CNN）为每个像素分配一个初始类别标签。卷积层可以有效地捕捉图像中的特征，并以层级的方式将多个模块嵌套在一起。通过一系列卷积层捕捉图像的复杂特征，然后对不同的特征进行分类，实现图像的分割。我们推荐采用语义分割方法对 Micro-CT 的体素进行分割。

在 Dragonfly 软件中，Bone Analysis 模块所需的输入是初始分割的骨组织，用于指导皮质骨和骨小梁的自动分割过程，分割后根据分割的结果计算形态学指标，还可以计算各向异性和体积分数的映射图。在大多数情况下，我们可以通过阈值分割法提取初始骨的感兴趣区。具体步骤如下。

（1）进行图像预处理，选择对图像进行滤波和增强处理。

（2）调整显示视窗，使用三视图显示矢状面、冠状面和轴状面。

（3）调整图像中灰度值范围，以增加或减少 ROI。我们可以直接用鼠标拖动滑块加以选择，也可以输入阈值的最大值和最小值（见图 8-11 中的 Max 和 Min 处的值）加以选择。

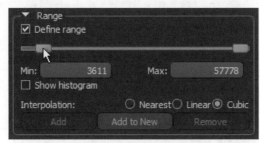

图 8-11　阈值分割

（4）验证图像中选择的阈值区域，在图像显示界面滑动鼠标指针，核实初步分割的结果，如图 8-12 所示。

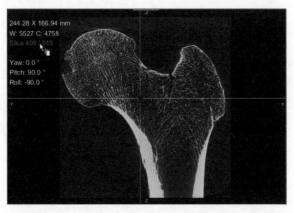

图 8-12　阈值分割初步结果

（5）单击 Add to New 按钮，将数据添加到新的 ROI，如图 8-13 所示。

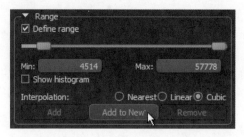

图 8-13　将数据添加到新的 ROI

（6）分割后的结果显示在数据界面中，即图 8-14 中的 roi-proiximal-femur。

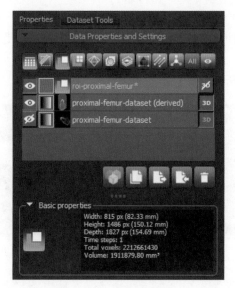

图 8-14　分割后的结果

3. 移除不需要的区域

我们可以用 ROI 工具对 ROI 选区进行增加或减少。在某些情况下，初始骨分割可能包含不需要的对象（例如拍摄样品的辅助工具、多余的组织体素和图像噪声），或者图像不闭合。在进行骨分析工作流程之前，这些问题是必须解决的。

选中某个 ROI，选择 Process Islands，即可移除不需要的区域，如图 8-15 所示。我们也可以通过 Connected Components Analysis 模块对不同区域进行连通单元分析。

例如，可以通过选择 Isolate (6-connected) nth First Biggest，然后选择要保留的对象数来分离感兴趣区中最大的一个或多个对象。

4. 封闭骨区域

要对拍摄的骨组织中皮质骨和骨小梁区域进行感兴趣区分析，首先要做的是封闭骨边界。也有人选择部分骨组织进行分析，则可从图像中圈选一个正方体、长方体或圆柱体后进行分析。

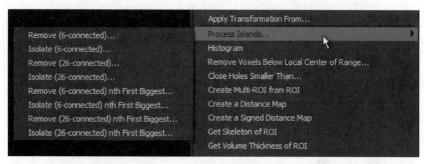

图 8-15 移除不需要的区域

在对皮质骨和骨小梁进行分割前，我们还需要充分封闭皮质骨血管的出入口和骨小梁中间的空隙区域。具体步骤如下。

（1）拖动鼠标，使骨组织图像的某个轴向的底层图显示在界面中。注意，在某些情况下，我们需要设置斜视图来封闭组织腔体（这里只呈现两个不垂直的面），如图 8-16 所示。

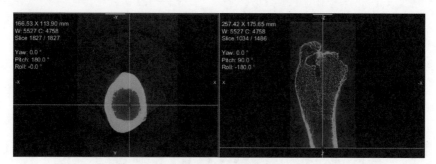

图 8-16 封闭数据中组织腔体切开口视图

（2）在 Segment 选项卡的 ROI Painter 选项组中，单击 Brush 图标，并选择画笔类型，如图 8-17 所示。

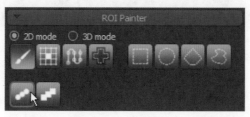

图 8-17 ROI 画笔

（3）使用 ROI 画笔封闭骨组织图像中的（近端或者远端）切口，如图 8-18 所示。选中骨的 ROI 名称，按住 Ctrl 键，并单击鼠标左键，即可增加 ROI 区域。如果要擦除 ROI，则需按住 Shift 键并单击鼠标左键。

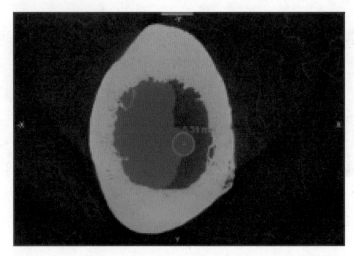

图 8-18　使用 ROI 画笔封闭骨切口

（4）封闭皮质骨的切口后，继续封闭皮质骨血管的出入口，如图 8-19 所示。步骤（2）～步骤（4）是骨分析流程中准确量化形态学参数测量指标的前提。

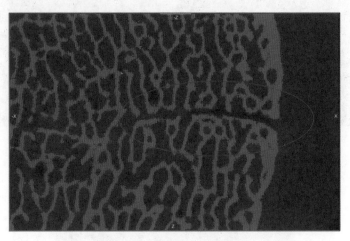

图 8-19　皮质骨血管出入口

8.6　Dragonfly 软件中的 Bone Analysis 模块

前面的操作都是在 Dragonfly 软件的主界面中进行的。完成上述操作后，我们可以将处理后的数据导入 Dragonfly 软件中的 Bone Analysis 模块进行分析。

在 Dragonfly 2022.1 中，在菜单栏依次选择 Utilities → Open Plugins → Bone Analysis，

即可进入 Bone Analysis 模块界面，如图 8-20 所示。

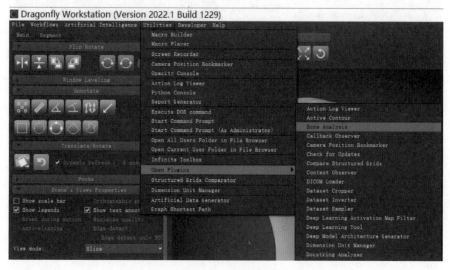

图 8-20 Bone Analysis 模块界面进入方法一

用户也可以在 Data Properties and Settings 界面中，选中骨数据，单击鼠标右键，在弹出的快捷菜单中选择 Bone Analysis（见图 8-21），进入 Bone Analysis 模块界面，如图 8-22 所示。

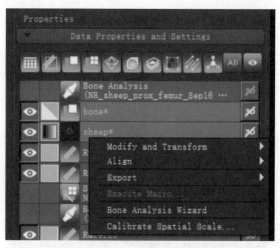

图 8-21 Bone Analysis 模块界面进入方法二

注意

Dragonfly软件中的Bone Analysis模块需要软件经销商单独授权后方可使用，2021.1版本的试用版Bone Analysis模块可供用户免费使用1个月。

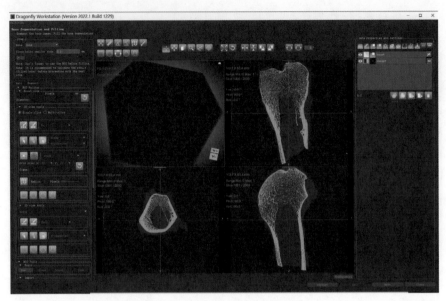

图 8-22   进入 Bone Analysis 模块界面

在 Bone Analysis 模块中，对 Bone 的分析要经过如下 5 个步骤。

（1）填充小于一定直径的小孔。

（2）分割皮质骨和骨小梁。

（3）参数的计算。

（4）计算标量和矢量场。

（5）生成报告（略）。

具体的操作如下所示。

1. 填充小孔区域

骨的某些内部区域可能未完全填实，为此我们需要进行填充操作。如图 8-23 所示，在 Bone 右侧的下拉列表中选择分割好的感兴趣区，在 Close holes smaller than 处设置孔的参数，最后单击 Fill 按钮，即可填充小于一定直径的小孔。

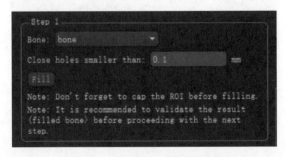

图 8-23   填充小于一定直径的小孔

2. 分割皮质骨和骨小梁

皮质骨和骨小梁的分割是准确量化形态学测量值的关键步骤。在 Dragonfly 中，我们可以采用 Buie 和 Kohler 这两种方法来分割皮质骨和骨小梁。分割操作所采用的输入是上一步填充后的骨组织的 ROI，这一操作的输出为分割后皮质骨和骨小梁的感兴趣区。

分割皮质骨和骨小梁的具体步骤如下。

（1）选择分割后的骨的 ROI 和填充后的 ROI，如图 8-24 所示。

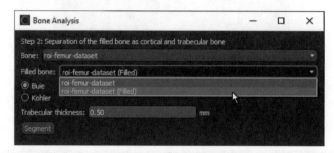

图 8-24　选择分割后的骨的 ROI 填充后的 ROI

（2）选择 Buie，然后在 Trabecular thickness 处设置骨小梁的厚度（此厚度可以用量尺工具进行测量）。在本案例中，我们将骨小梁的厚度设置为 2.5mm，然后单击 Segment 按钮即可，如图 8-25 所示。

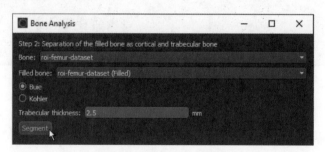

图 8-25　设置骨小梁的厚度

如果选择 Kohler 方法，则需要设置合适的阈值来分割皮质骨和骨小梁，如图 8-26 所示。

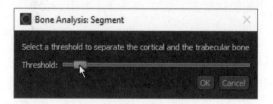

图 8-26　设置合适的阈值来分割皮质骨和骨小梁

等待自动分割全部完成后，结果如图 8-27 所示。

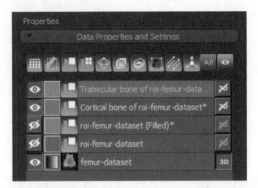

图 8-27 分割后的皮质骨和骨小梁（数据区域）

分割结束后，我们需要人工验证皮质骨和骨小梁的分割结果。如果分割错误，则可以用 ROI 工具对结果进行修改，人工确定分割后的正确性，并不断对其进行修正。分割后的皮质骨和骨小梁（图像区域）如图 8-28 所示。

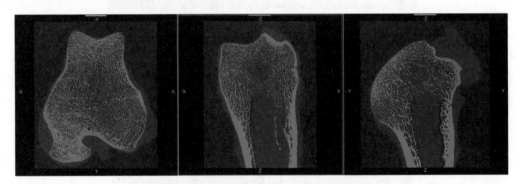

图 8-28 分割后的皮质骨和骨小梁（图像区域）

Dragonfly 软件中的 Bone Analysis 模块主要用于识别和分割皮质骨以及骨小梁、计算骨的形态学参数，可以全局测量骨的微观结构。

3. 参数的计算

选择 Available measurements 中的计算参数，单击 Compute mesurements 按钮，系统就会自动开始计算。参数计算的结果显示在表格 Value 列中，如图 8-29 所示。用户还可以将参数导出为 CSV 格式的文件。

4. 计算标量和矢量场

在 Dragonfly 软件中，我们可以通过 3 种方法计算各向异性。这 3 种方法分别为 MIL、Surface normals 和 Volume Fraction。计算界面如图 8-30 所示。下面我们将介绍基于平均截距长度（MIL）的各向异性，同时计算体积分数（Volume Fraction）。各向异性的计算原理参见 8.7 节。

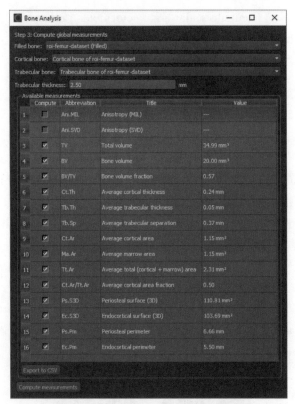

图 8-29　Compute global measurements

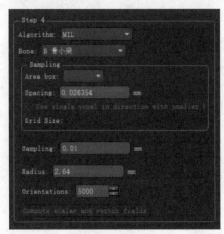

图 8-30　Compute scalar and vector fields

　　各向异性是一个矢量，既有数值，又有方向。

　　体积分数指骨头的体积占所选区域体积的百分比。通过全局计算体积分数，并进行三维呈现。

　　单击如图 8-30 所示的 Compute scalar and vector fields 按钮，我们就可以同时得到各向异性和体积分数的三维图。

8.7　各向异性的计算原理

　　我们在 8.3.1 节给出了各向异性的解释，并在 8.3.2 节说明了平均截距长度的含义。

　　人类骨小梁的各向异性随着年龄、功能的不同，在不断地调整、适应。从婴儿期到成年期，骨小梁的各向异性在生理方面逐渐增强，在受力剧烈的部位表现得更为明显。对于关节，较窄范围内的运动会导致骨小梁的各向异性较高，受力最明显的方向各向异性增强，从而产生更定向的骨小梁纹理。除了这些一般的生物力学因素，组织的局部特征如肌肉附着、血管管路或生长板的残迹（干骺端瘢痕），可能会改变组织结构，导致组织不均匀。为此，Nicolas Pichél 等人提出了一种方法，用于在整个解剖实体内映射骨小梁组织的独立描述符，并将观察到的变异与生活中的骨机械功能联系起来。

　　图 8-31 选自一篇发表在 2018 年 ASBMR 会议上的文章 "Trajectories of Human Trabecular Bone Adaptation within a 4D Landscape of Tissue Anisotropy"。这篇文章提出，在人股骨关节中，股骨不同位置的骨组织纹理分布根据不同的功能会导致不同的骨组织形态。

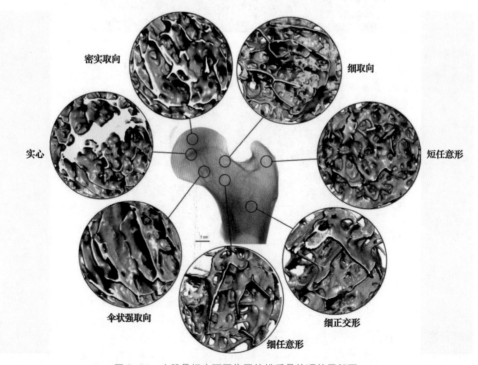

图 8-31　人股骨标本不同位置的松质骨纹理的局部图

这篇文章还将骨的微观特征描述为 7 种，具体如表 8-4 所示。

表 8-4　骨的微观特征描述

序号	骨的微观特征描述（英文）	骨的微观特征描述（中文）
1	Solid	实心
2	dense oriented	密实取向
3	fine oriented	细取向
4	short haphazard	短任意形
5	fine otthogonal	细正交形
6	slender haphazard	细任意形
7	corse platy strongly oriented	伞状强取向

各向异性局部变化的影响因素包括体积的分布（体积各向异性）和骨髓表面的排列（表面各向异性）。体积各向异性和表面各向异性有可能协同，也有可能相互抵消或相互否定。协同作用导致更高的净各向异性（如果两者遵循相同的方向），相互抵消或相互否定导致不同方向的各向异性（如果两者遵循不同的方向）。

利用平均截距长度（MIL）测量各向异性的经典方法是结合了表面各向异性和体积各向异性的分量，在计算过程中一般要求采样半径约为 4~5 个骨小梁间距。表面各向异性是基于曲面网格构建的，该曲面网格由一组垂直于网格面的矢量填充，其大小与局部网格面面积（S）成比例关系。为了进行归一化，我们将各向异性系数（CA，≥1）转换为各向异性程度（DA）。

各向异性系数的计算公式为

$$\mathrm{CA} = \frac{\sum_{i \in \mathrm{faces}} S_i \cdot \left\| \boldsymbol{n}_i \times \boldsymbol{I}_O \right\|}{\sum_{i \in \mathrm{faces}} S_i \cdot \left\| \boldsymbol{n}_i \cdot \boldsymbol{I}_O \right\|} - 1; \quad \mathrm{DA} = 1 - 1/\mathrm{CA}$$

在采样半径约为 0.5mm 或更大的情况下，使用与惯性张量的特征向量相关联的面法线（N）在主轴（I）上的矢量运算来计算局部表面各向异性的大小。

完全各向同性曲面（如球面）为 0，完全各向异性曲面（如无限长直线）为 1。局部体积各向异性是三维体中的材质分布特征，与曲面 / 表面方向无关。

局部表面各向异性大小和方向性都可以显示为矢量场，使用色标表示矢量值的大小（RGB、红色-X、绿色-Y、蓝色-Z），使用箭头表示方向。

通过计算和可视化各向异性和体积分数的映射关系并将表面各向异性和体积各向异性按大小和方向映射为矢量场，以体积分数作为标量值，我们可以将骨标本中三维形态与功能的异质性和潜在特征关联起来。图 8-32 所示的是股骨头案例。

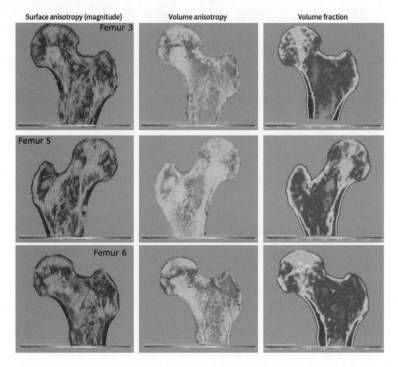

图 8-32 股骨头案例：左侧一列为表面各向异性，中间一列为体积各向异性，右侧一列为体积分数

8.8 单层测量

在 Dragonfly 软件的主界面中，在 2D 视图中，单击鼠标右键，在弹出的快捷菜单里选择 Start Slice Analysis，如图 8-33 所示，可以对单层进行测量。

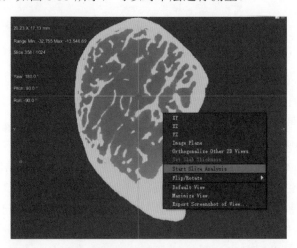

图 8-33 Start Slice Analysis

通过单层测量可以逐层进行测量，输入可以是任何一个 ROI（如分割后的骨、皮质骨和骨小梁），单层测量的结果如图 8-34 所示。计算结果可以导出为 CSV 格式的数据，然后利用 Excel 软件打开即可读取。

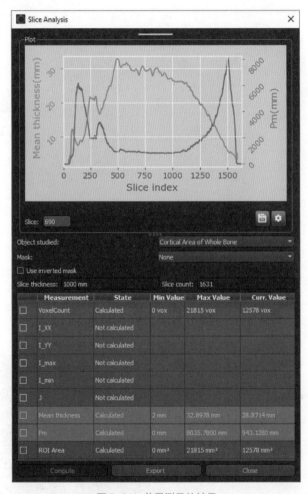

图 8-34　单层测量的结果

8.9　总结与思考

骨组织的宏观呈现以及骨的微观测量与分析，从三维空间中提取某些组织或疾病的信息，可以为科学研究和临床骨疾病的诊疗提供一定的指导。下面的问题留给读者思考和实践。

- 思考 1：骨的微观结构与三维图像呈现的结果的关系是什么？
- 思考 2：表面积各向异性的计算方法有哪些？

■ 思考 3：骨小梁的分析参数都有什么？代表含义是什么？

■ 思考 4：骨测量过程中的通用参数都包含什么？ Micro-CT 的测量方法是否可以在
普通 CT 上使用？

部分实验的结果图如图 8-35 ～图 8-37 所示。

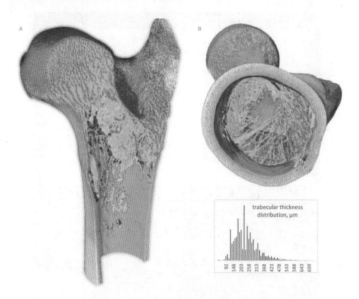

图 8-35   分割后的骨宽度分布

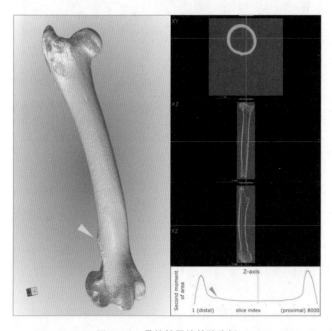

图 8-36   骨的某层的单独分析

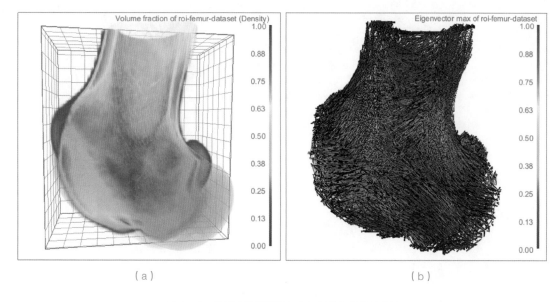

（a）　　　　　　　　　　　　　　（b）

图 8-37　体积分数标量图与各向异性矢量场的比较

第 9 章

特征计算及分析——医用材料
方面的应用

在本章中，我们会介绍一个医用材料分析的案例，在 Dragonfly 软件中通过阈值法和分水岭算法实现粉末颗粒的独立分割，利用软件中的连通单元分析模块分析粉末颗粒的相关参数，利用相应特征对粉末颗粒进行分类，对粉末颗粒的孔隙率进行分析，构建球棍模型。

学习目的

- ■ 熟悉对粉末颗粒图像进行分割、分析的方法。
- ■ 了解分水岭算法的使用方法。
- ■ 了解如何对粉末颗粒进行量化分析。

9.1　图像导入

在本案例中，我们将使用由 ZEISS Xradia 520 Versa 设备采集的粉末颗粒图像。首先，采用与第 5 章中类似的方法，将图像导入软件，如图 9-1 所示。其次，调整图 9-2 所示的显示模式（选择红框中的四视图图标），所得到的粉末颗粒的四视图效果如图 9-3 所示。

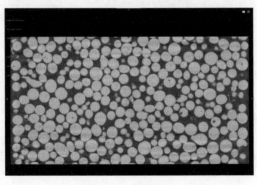

图 9-1　图像导入

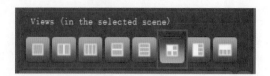

图 9-2　调整图像的显示模式

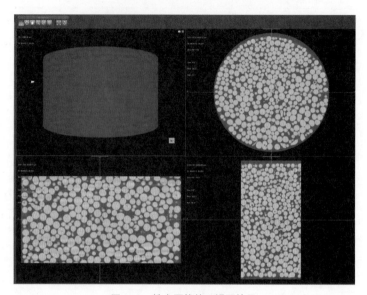

图 9-3　粉末颗粒的四视图效果

9.2　图像可视化

同时按住 Ctrl 键和鼠标右键，移动鼠标指针的位置，以调整三维显示的界面中的物质呈现的灰度值范围，查看粉末颗粒的三维空间结构，如图 9-4 所示。

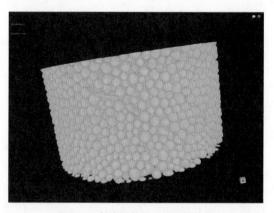

图 9-4　粉末颗粒的三维空间结构

9.3　阈值分割、注释和测量

我们使用阈值法对粉末颗粒区域加以分割。在 Dragonfly 中，调整显示的阈值，待结果满足需求后，单击 Add to New 按钮，新建新的感兴趣区，如图 9-5 所示。

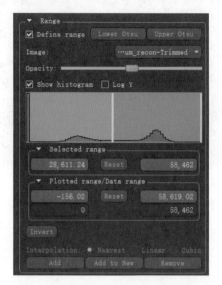

图 9-5　创建新的感兴趣区

在二维空间和三维空间中，我们可以对图像进行注释，标注图形中粉末颗粒的基本长度，如图 9-6 所示。当然，我们也可以测量三维空间中的两个点的距离。

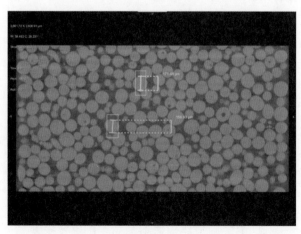

图 9-6　标注粉末颗粒的基本长度

在本案例中，进行阈值分割后，我们将 ROI 数据命名为"粉末"，结果如图 9-7 中的黄色区域所示。

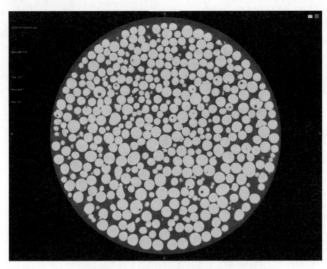

图 9–7 阈值分割后的结果

9.4 分水岭分割

如果需要分析粉末颗粒的直径大小、体积、中心骨架线等，则需要将其独立分割出来。为此，我们将引入分水岭算法。

1. 分水岭算法定义

分水岭算法是一种图像区域分割法，最早源自对地理形态的分析，通过模拟地理形态（如山川、沟壑、盆地）来实现对不同物体的分类。在分割的过程中，它会把跟临近像素间的相似性作为重要的参考依据，从而将在空间位置相近且灰度值相近的像素点连接起来，构成封闭的轮廓。

我们来做个形象的比喻，以帮助读者更好地理解分水岭算法的原理。图像的灰度空间很像地球表面的整个地理结构，每个像素的灰度值代表高度。其中，灰度值较大的像素连成的线可以视为山脊（分水岭），灰度值较小的像素区域可以视为山谷，而二值化灰度值阈值可以视为山谷中的水平面——比水平面低的区域会被淹没。当水平面上升到一定高度时，水就会溢出当前山谷。我们可以通过增加分水岭（"修大坝"），来避免两个山谷的水汇集。最终，这些"大坝"就对整个图像进行了分区，实现了图像的分割。图 9-8 所示为分水岭算法的示意。

执行分水岭算法之前，我们需要考虑两个关键因素：一个是种子，另一个是区域边界。要确定待分割区域的种子和边界，则需要依据不同的案例进行探索。

确定好种子和边界后，分水岭算法会根据种子对图像上的其他像素点根据分水岭算法规则进行判断，并对每个像素点的区域归属进行划定，直到处理完图像上所有像素点。而区域与区域之间的分界处的值被置为"区域边界"。

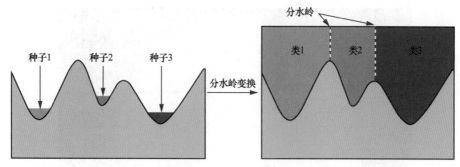

图 9-8　分水岭算法的示意

2. 种子及区域边界的选择

我们可以通过手动操作标记的方法来选择种子，也可以通过从图像中探索具有种子特征的标志进行选择。比如，细胞的分割种子可以是细胞核，牙齿的分割种子可以是牙髓腔，硬币、水果的分割种子为距离图的高亮区域。

接下来，我们利用分水岭算法分割案例的具体处理流程如下。

（1）填充二值图像，对填充后的图像进行取反。由于粉末颗粒中有部分小气泡，小气泡的存在会影响种子的计算，因此我们需要对其进行填充。如图 9-9 所示，选中 ROI 数据"粉末"，在 Operations 选项组 Fill inner areas 右侧的下拉列表中选择 2D（Y），并单击 Apply 按钮。然后单击图 9-10 所示的 Invert 按钮，对填充后的"粉末"取反，生成新的 ROI 数据"粉末 -inverted"，结果如图 9-11 所示。

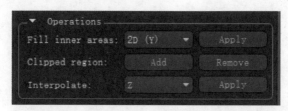

图 9-9　内部填充

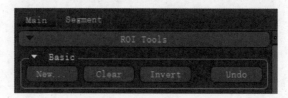

图 9-10　取反按钮 Invert

（2）计算二值图像取反的距离图。选择"粉末 -inverted"，单击鼠标右键，在弹出的快捷菜单中依次选择 Create Mapping Of → Distance Map（见图 9-12），就可以获得对应的距离图，如图 9-13 所示。

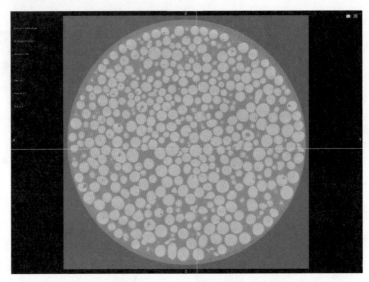

图 9-11　图像取反效果

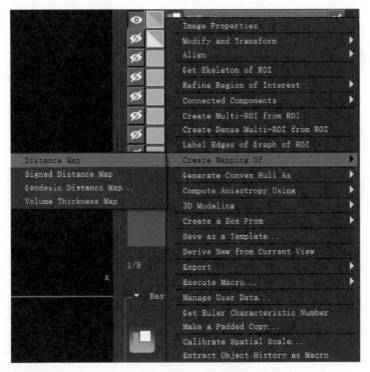

图 9-12　距离图计算界面

（3）对距离图进行阈值分割，确定种子。参考 9.3 节中阈值分割的方法，人工调整阈值，选择最佳种子阈值范围，确定分割的种子区域，如图 9-14 所示。

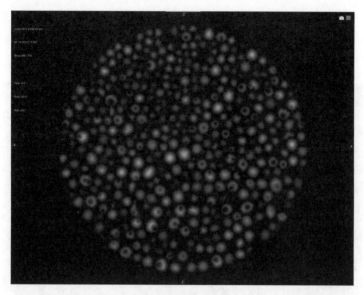

图 9-13　距离图计算结果

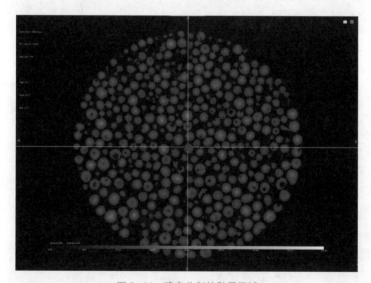

图 9-14　确定分割的种子区域

（4）对种子二值图像做腐蚀操作，并将不连接区域分为独立的种子区域。由于发现分割的种子区域中种子相互连接，无法将其独立分开，因此我们需要对种子二值图像进行腐蚀操作。

首先，在 Morphological operations 下面，选择 Erode，进行图像腐蚀，去除种子之间的连接桥梁，结果如图 9-15 所示。

然后，选择腐蚀后的数据，单击鼠标右键，在弹出的快捷菜单中依次选择 Connected

Components → Multi-ROI Analysis（6-connected）（见图 9-16），将不同区域的种子分开，结果如图 9-17 所示，其属性为 Multi-ROI。执行上述操作后，可能还存在连在一起的种子，因此我们还需要人工逐层核实。

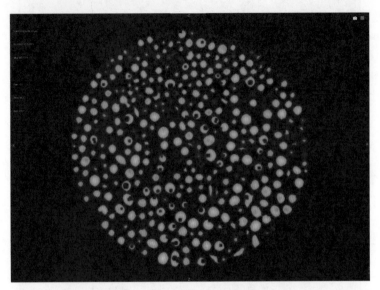

图 9-15　对种子区域进行腐蚀

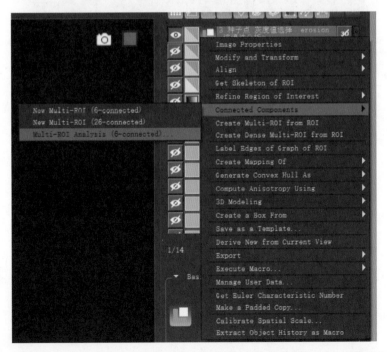

图 9-16　Connected Components → Multi-ROI Analysis (6-connected)

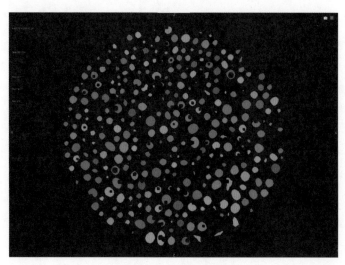

图 9-17 分开的种子区域

（5）计算原始图像的边界，利用 Sobel 算法对图像进行滤波。选择原始图像，在菜单栏中依次选择 Workflows → Image Filtering；再选择需要计算的图像，选择操作方法 Sobel，对原始图像进行 Sobel 滤波，生成的边界图像如图 9-18 所示。

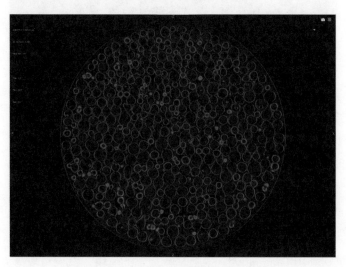

图 9-18 边界图像

（6）应用分水岭算法分割图像，选择边界区域和种子。选择"种子"，单击鼠标右键，在弹出的快捷菜单中选择 Watershed Transform，打开 Choose a landscape 对话框；选择经过 Sobel 滤波的数据，单击 OK 按钮，打开 Choose a ROI as Mask 对话框；选择阈值分割后的"粉末"数据，单击 OK 按钮，即可获得计算的结果。我们将分割后的图像命名为"粉末_独立分割"，如图 9-19 所示。该图像的三维效果如图 9-20 所示。

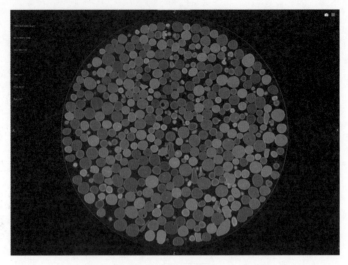

图 9-19   分割结果

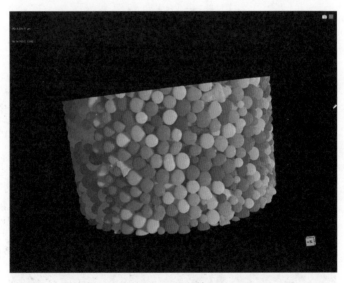

图 9-20   三维效果

（7）分析结果。利用 Dragonfly 中的连通单元分析模块，我们可以有效地对数据标记的感兴趣区进行分类并加以分析，以详细了解材料的结构和属性，如材料的颗粒大小，以及材料的空隙分布的空间属性、分布、材料的空隙连通性等。

在本节中，我们通过一个案例介绍了分水岭算法的整个过程。利用分水岭算法分割案例的具体处理流程如下。

（1）导入原始图像。

（2）阈值分割图像获得粉末颗粒的区域二值图像。

（3）将二值图像填充后，取反。

（4）计算二值图像取反的距离图。

（5）对距离图进行阈值分割，人工调整选择最佳种子分割的阈值，确定分割的种子二值图。

（6）对种子二值图做腐蚀操作，去除种子之间的连接桥梁，利用连通单元分析功能将不同区域的种子分开。

（7）计算原始图像的边界，利用 Sobel 算法对图像进行滤波。

（8）应用分水岭算法分割图像。

（9）分析结果。

9.5　量化分析

在本节中，我们将对粉末颗粒进行 ROI 的特征计算、创建粉末颗粒的球棍模型、单层的孔隙率分析等量化分析，进一步了解粉末颗粒的形态学特征，为三维打印提供参考。

首先，选择分割后的 Multi-ROI 数据"粉末 _ 独立分割"，单击鼠标右键，打开 Object Analysis（对象分析）窗口（见图 9-21）。

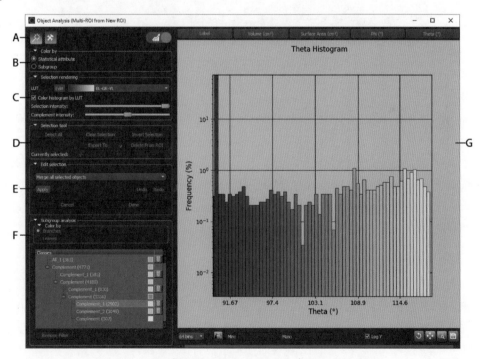

图 9-21　Object Analysis 窗口
（注：A 为对象分析工具，B 为颜色依据选项，C 为选择渲染选项，
D 为选择工具，E 为编辑选择选项，F 为子组分析，G 为表 / 柱状图视图。）

然后，单击对象分析工具处的 Select statistical properties for analysis 图标（蓝色图标），打开 Statistical Properties 对话框，如图 9-22 所示。

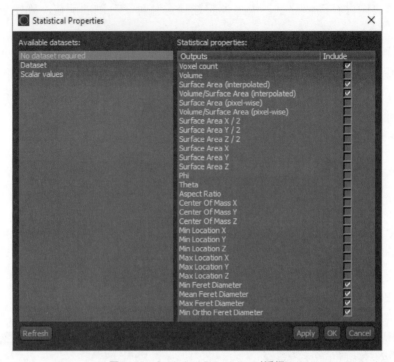

图 9-22 Statistical Properties 对话框

1. ROI的特征计算

Dragonfly 软件可以计算 ROI 的特征参数，包括体积、表面积、空间角度、形状比、等效长度、质心位置等。

在本案例中，我们会选择 Voxel count、Surface Area(interpolated)、Surface Area X、Min Feret Diameter、Mean Feret Diameter、Max Feret Diameter 和 Min Ortho Feret Diameter（见图 9-22），然后单击 Apply 按钮，计算相应的特征。此外，我们可以将计算结果保存为 CSV 格式的数据，以便处理及分析。

2. 创建粉末颗粒的球棍模型

我们将基于感兴趣区创建用于描述连接区域（如曲折的孔隙）属性的球棍模型。在三维图像中，球表示区域，棍（球之间的线）表示区域之间的联系。球和棍可以使用记录的各种属性（如欧氏距离、通道个数和曲折度）进行颜色映射，也可以使用从其他对象映射或从文件（扩展名为 .csv）导入的任何其他标量值进行颜色映射。

在本案例中，有分割为颗粒的 ROI 和孔隙的 ROI（颗粒之外的区域）。选中孔隙 ROI，单击鼠标右键，在弹出的快捷菜单中依次选择 3D Modeling → Create Sparse Graph，则系统会自动完成图像的骨架化、标记和所有其他计算，最终生成粉末颗粒的球棍模型，如图 9-23 所示。

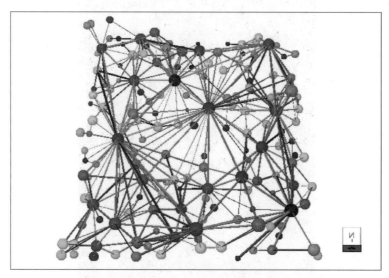

图 9-23 粉末颗粒的球棍模型

3. 单层的孔隙率分析

无论是孔隙还是纤维、晶粒，我们都可以用 Dragonfly 的量化分析工具实现计数、测量和表征图像等操作。对于一般孔隙用灰度阈值分割就可以满足使用，对于比较复杂的可以用深度学习的方法。

Dragonfly 软件可以实现如下功能。

■ 逐层分析（Slice Analysis）。

■ 任意切片方向上图像灰度值信息的逐层分布情况分析。

■ 任意切片方向上 ROI 信息（如面孔隙率）的逐层分布情况分析。

在 Dragonfly 中，如果要实现孔隙率（是指分割出来的孔隙 ROI 体积与数据总体积的百分比）的分析，则需要调用 OpenPNM 源代码库。OpenPNM 是一种用于多孔介质孔隙网络建模的 Python 源码库，如图 9-24 所示。

OpenPNM 为研究多孔介质提供一个现成的框架来执行各种孔隙网络模拟，是由加拿大安大略省滑铁卢大学化学工程系多孔材料工程与分析实验室（PMEAL）开发的，其主要功能如下。

（1）三维网络生成器：基于邻接矩阵的稀疏的通用方法创建任意连接的 3 次或者随机网络。

（2）网格结构操作工具：查询、检查和操作几何拓扑，包括查找相邻的孔、标记特定的位置、标记或者删除毛孔、添加或者合并孔隙、创建多尺度模型等多方面功能，可以用来保存或者导出数据，以便在以后的计算过程中分析模拟。

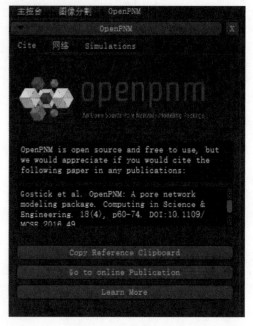

图 9-24　OpenPNM

Dragonfly 可以从分割后的对象生成三维表面数据，对其进行平滑处理后导出 STL 格式的文件。这些文件可供用户在 Geomagic 等工程软件中进行分析或查看，也可以直接用于三维打印。

9.6　总结与思考

通过对粉末颗粒这一医用材料的分析，我们可以了解其属性和分布特性，获取其形态学方面的信息，为材料的性能分析奠定基础。下面的问题留给读者思考和实践。

- 思考 1：如何计算粉末颗粒的孔隙率？
- 思考 2：如何针对粉末颗粒构建球棍模型？
- 思考 3：对粉末颗粒进行量化分析时，如何对不同大小的粉末颗粒进行分类？
- 思考 4：分水岭分割的关键要素是什么？如果遇到过度分割，该如何处理？

第 10 章

目标检测——腹部 CT 肾脏
区域的标注

在本章中，我们将介绍一个腹部 CT 肾脏区域标注的案例，会用到 Dragonfly 中嵌入的 YOLO 算法，还会介绍如何进行神经网络的训练和应用。

YOLO 是一系列端到端的深度学习模型，专为快速实现目标检测而设计，是由 Joseph Redmon 等人开发的（"You Only Look Once: Unified, Real-Time Object Detection"，2016 年，CVPR 会议）。截至本书写作期间，其最新版本为 YOLO v5（使用 Pytorch 框架），但本案例中采用 YOLOv3 进行介绍。

YOLO v3 可以用于对象检测的任务，通过建立在对象识别、定位和分类方法的基础上识别给定数据集中一个或多个对象的存在、位置和类型。该技术是为了获得最先进的目标检测结果而采用的一种深度学习技术，是卷积神经网络家族中的一员。

学习目的

- 理解 YOLO 的工作原理。
- 熟悉在 Dragonfly 中用 YOLOv3 进行目标检测。

10.1 图像导入

在本案例中，我们将使用肾脏的影像数据。首先，采用与第 9 章中类似的方法，将图像导入软件中，如图 10-1 所示。

10.2 图像标注

应用 YOLOv3 实现目标检测模型，要先对腹部 CT 图像进行标注，即在感兴趣区周围标注一系列二维框。

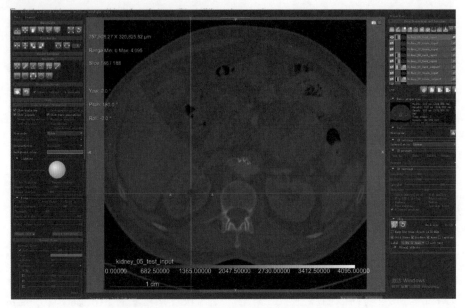

图 10-1　腹部 CT 图像导入软件后

值得一提的是，在 Dragonfly 软件中用作目标检测的 ROI 必须满足如下条件。

■ Multi-ROI 的几何维度必须与训练数据的相同。

■ 必须对输入图像包含的所有像素进行标记。

■ 标记图像的每个实例。

在图像标注过程中，应用遮罩（Mask）工具可以有效控制数据输入的区域，但是也可能会限制处理的输入图像的数量。在 Classes and scalar information 选项组中，我们可以选择所要用到的图像。在本案例中，Class 1 必须是包含标记的图像的背景（名为 background，以蓝色显示），而其他标签必须包含要检测的对象类（right-kideny 和 left-kidney），如图 10-2 所示。也就是说，就腹部 CT 肾脏区域的标注而言，Class 1 表示背景，Class 2 表示右肾，Class 3 表示左肾。

Classes and scalar information		
Name	Count	Label
background	53229419	1
right-kidney	258218	2
left-kidney	251883	3

图 10-2　标记的类

在 Dragonfly 中，只需要手动标记实例的区域（勾画 ROI，如图 10-3（a）所示），系统会自动将边界标注成方框，最终的效果如图 10-3（b）所示。

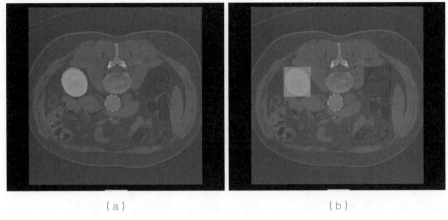

（a） （b）

图 10-3 图像标注

10.3 生成 YOLOv3 模型

在 Dragonfly 软件菜单栏中，依次选择 Artificial Intelligence → Custom Deep Model Architecture → YOLOv3 → Apply，打开图 10-4 所示的窗口，然后在 Apply 选项卡的 Model 选项组中单击 New 按钮，打开图 10-5 所示的 Model Information 对话框。

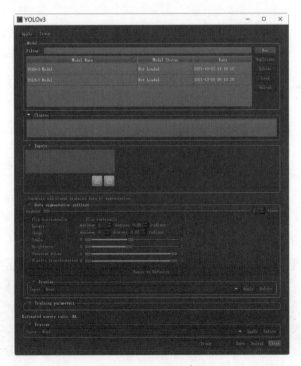

图 10-4 YOLOv3 窗口

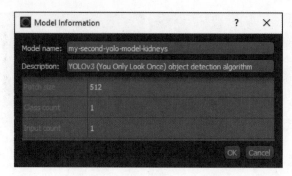

图 10-5   Model Information 对话框

在 Model Information 对话框，有 3 个参数需要重点关注，如下所示。

（1）Patch size。通过设置 Patch size 参数，我们可以把训练数据分割成更小的二维数据块，这样可以让每个过程或循环的速度加快，并且所用的内存也更少。一般推荐选择在硬件允许的条件下，使用尽可能合适的 Patch，以获得最佳效果。但是，Patch 应完全包围要被检测的对象。

（2）Class count。通过设置 Class count 参数，我们可以设定所要检测的目标的类别数量。例如，对于腹部 CT 肾脏区域，通常有两个 Class（左肾和右肾）。如果将 Class Count 设置为"2"，则在训练时的类别将是 background、Class 1 和 Class 2。注意，background 不属于Class。

（3）Input count。通过设置 Input count 参数，我们可以设定输入数据集中的色彩通道数量。其中，"1"表示灰度值图像，而"3"表示具有红色、绿色和蓝色通道的彩色图像。

设置完成后，系统将自动生成 YOLOv3 模型。

10.4   训练 YOLOv3 模型

接下来，我们要做的是训练 YOLOv3 模型。首先，输入训练数据。然后在菜单栏中依次选择 Artificial Intelligence → Custom Deep Model Architecture → YOLOv3。输入数据界面如图 10-6 所示，可以输入多个训练样本，也可以通过 Mask 控制输入的样本中的空间信息，彩色图像输入数据如图 10-7 所示。

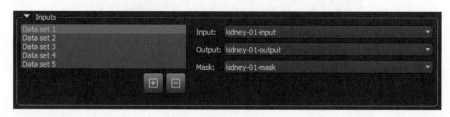

图 10-6   输入数据界面

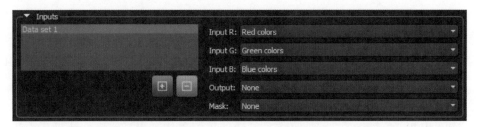

图 10-7　彩色图像输入数据界面

1. 数据增强

接下来，我们在 Data augmentation settings 选项组进行设置，以有效提高训练的正确率，但是同时会增加训练时间。数据增强界面如图 10-8 所示。

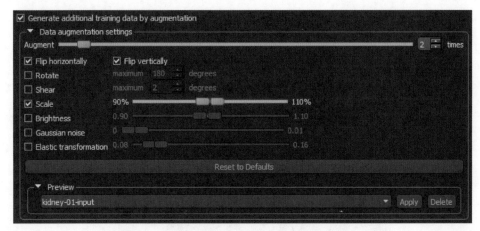

图 10-8　数据增强界面

2. 训练参数的选择

在网络训练前还需要一些基本的训练参数，训练参数的选择界面如图 10-9 所示。

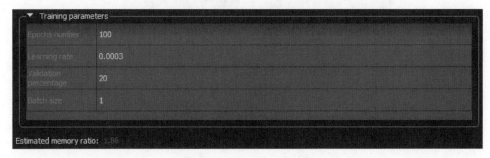

图 10-9　训练参数的选择界面

- Epochs number：对所有数据 Patch 的一次遍历计算称为一个 Epoch，Epoch 的数量由 Epochs number 参数决定。

- Leraning rate：即学习率，这是一个超参数，用于控制神经网络相对于损失梯度的权值。它用于定义神经网络更新所训练的参数的速度。理想的学习率足够低，可以使网络收敛到一个可用的参数，但是这个值不能太小，因为要满足整个训练可以在合理的时间内完成，较小的学习率使模型缓慢收敛到全局最小损失。在该软件中，默认学习率为 0.0003，比其他深度模型通常的学习率（默认设置为 1.0）效果更优。
- Validation percentage：验证数据百分比，是指选择将用于验证的数据集占比，即验证集占总体数据的百分比。训练集将用于训练，验证集将仅用于准确性评估，而不用于训练。

10.5　应用 YOLOv3 模型

在 Dragonfly 软件菜单栏中，依次选择 Artificial Intelligence → Custom Deep Model Architecture → YOLOv3 → Apply，打开图 10-10 所示的对话框。所有经过训练的模型都会显示在 Apply 选项卡上的模型列表中。如果需要，可通过在 Filter 编辑框中输入关键字来过滤模型列表，如图 10-10 中 A 所示。在 Parameters 选项组中 Input 右侧的下拉列表中可选择待处理的数据。

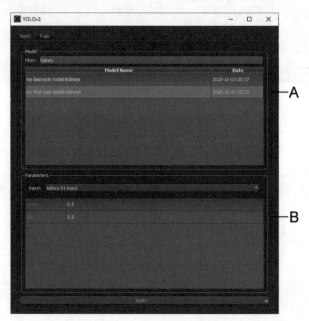

图 10-10　YOLOv3 应用界面（A 为模型选择，B 为应用的数据选择）

单击 Apply 按钮后，会有一个下拉列表出现在界面右下角，其包括的选项有 All Slices、Marked Slices 和 With Mask，如图 10-11 所示。

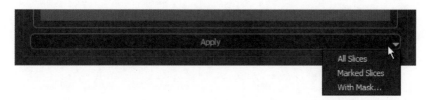

图 10-11 单击 Apply 按钮后出现的下拉列表

10.6 总结与思考

利用 YOLO 模型，我们可以检测数据中的肾脏区域，并用方框对其加以标注。在此过程中，我们需要考虑如何能在减少训练数据的同时不影响数据分割的准确率，以及如何提升模型的效率。下面的问题留给读者思考和实践。

- 思考 1：如何利用 YOLO 模型实现物体检测？
- 思考 2：如何确定 YOLO 模型训练需要的数据量以及其他模型训练需要的数据量？
- 思考 3：如何有效提高数据标注的效率？
- 思考 4：如何对用不同方法获得的分割及识别的准确率加以比较？

第 11 章

未来展望

人工智能在医学图像领域具有广阔的应用前景。加快医学图像人工智能产业建设，完善数据安全、数据共享等行业政策和法规，注重"理－工－医"混合型人才培养，搭建产学研用合作交流平台和相关转化机制，将有助于我国医学图像人工智能的进一步发展。

从医学图像人工智能发展的趋势来看，笔者提出以下几点展望。

（1）人工智能产品的功能会从现在的图像查看、分割、量化、疾病诊断，进一步拓展到健康筛查、疾病辅助诊断和疗效评估等方面，会由已有的单任务学习趋向多任务学习，实现一站式多维度的信息展示。

（2）人工智能将融入患者就医的全流程中，包括院前医患沟通、检查、诊断、治疗和随访等环节。

（3）医学图像人工智能产品的种类越来越多，而这些产品的应用范畴会从现有的文本数据和图像数据拓展到病理等生物数据，会从局部器官拓展到全身各个部位。

（4）医学图像人工智能软硬件一体化发展，一方面提升人工智能的计算效率，另一方面为软件提供更方便应用的载体，如辅助诊断、治疗的软件和机器人。

（5）人工智能产品的落地拓宽了医疗服务的边界，随着我国卫健委对智能化医疗机构认证工作的开展，智慧科室、智慧医院的概念会更多地走入大众视野。

人工智能在医学图像领域的应用已经初现曙光，相信在不久的将来，人工智能的应用将大大减轻医生的工作压力，并能给患者更多的健康指导。

11.1 人工智能在医学领域的发展现状及趋势

智慧医疗是从医学数字化、信息化、智能化逐步发展而来的，要实现"健康医疗＋人工智能技术"的加速落地，就需要考虑人工智能系统的可靠性。首要应完成的任务是推进数据的质量体系建设，建立安全的生态边界，搭建疾病的因果知识模型，建立合理的疾病可解释模型，构建多中心协作的疾病临床研究中心，医疗单位联合企业共同开发大数据及人工智能工具，促进临床就诊流程再造，实现健康数字医学的发展。

2017 年，国务院印发了《新一代人工智能发展规划》，将智能医疗纳入国家发展战略，并提出了培育高水平人工智能创新人才和团队、加大高端人工智能人才引进力度、建设人工智能学科的要求。自此以来，医疗行业也迎来了新机遇，逐步从就医流程的优化转向对资源配置不平衡的调整，逐步从治疗疾病拓展到了提升医学的人文关怀。一些利用人工智能技术解决医学科学问题的项目也如雨后春笋般出现。现阶段，人工智能在医学领域的发展面临数据壁垒、数据标注难度大、缺乏"理－工－医"混合型人才等挑战。

在医学领域，实现医学数据的互联互通难度大、成本高。医学图像通常会包含患者的敏感信息，目前只能从医疗机构获取。在对外共享这些数据前，使用者应遵循有关规定，谨慎对待数据的脱敏、收集和整理工作。

大量优质的、经过标注的样本是实现人工智能应用的基础，已有的"大数据"并不能满足真正的应用需求，现在需要的是更加优质的、经过合理标注的数据。只有这样，才能训练出更贴近实际应用需求的通用模型——也就是说，针对临床的真实需求，构建个性化的模型，这样才可以快速、准确、低成本地将之应用到医学领域，真正能够帮助医生进行分析及决策。

目前，医学图像的诊断主要依赖于医生的个人经验和专家知识。严格来说，对图像的标注需要依靠科学和实践中的测试，不能完全依据医生的个人经验和专家知识，也不能完全按照数据处理人员的个人需求来定义。因此，对数据的标记、修改以及模型的调整，需要专家与数据处理工程师共同探索，寻求可靠的标注及应用方法。

众所周知，人才是科学发展的第一资源、第一要素和第一推动力。医学人工智能是最近十余年发展起来的新兴学科，人才体系的构建也是人工智能在医学领域发展的关键，主要与人才、团队、学科的建设，市场的成熟，以及法律约束和政府相关机构的监管和质控相关。

笔者认为，人工智能在医学领域的发展可以从基础设施信息化、数据互联互通、医疗服务优化、人才建设和数据安全这 5 个方面开展工作，以助力"健康中国"的建设。

11.2 人工智能在骨科领域的发展现状及趋势

在骨科领域，计算机视觉、医疗影像、机器人、人工智能等技术已逐步结合起来，用于解决临床问题。人工智能在骨科领域的应用不但减轻了医生的工作负荷，提高了医生的工作效率，而且为患者提供了安全、有效的临床保障，给临床骨科疾病的诊断、治疗和患者的康复提供了更多的技术支持。

下面我们就人工智能在骨科领域的诊断及手术规划、骨折和其他创伤的诊断和治疗等方面的进展加以介绍。

1．诊断及手术规划

深度学习最重要的场景之一是在图像资料中对骨骼关节进行分割和识别，并且基于识别的关键点进行线距和角度等的测量，并辅助制订手术方案。图像分割不仅在诊断中发挥作用，在手术规划中也发生着重要作用。通过图像分割技术识别图像资料中的骨骼肌，在辅助创伤手术中可以获得不错的效果；在关节假体置换手术中，经过分割和测量的相应的距离和空间大小，可以为假体的选择和安装提供准确的参数。

三维模型的构建可以有效提升患者手术的成功率。如在针对脊柱的手术中，用分割构建好的模型进行手术设计和手术模拟，然后利用导板技术或机器人技术引导临床手术，可以有效提高手术的成功率。

2．骨折和其他创伤的诊断和治疗

利用人工智能，我们可以对平片的海量数据训练，识别患者是否骨折。正常的骨骼骨质连续，而骨折或微小的骨隐裂在图像中会有灰度值不均匀或不连续的显示，通过训练好的网络模型，我们可以构建疾病筛查系统，用于筛查骨折病例。

从骨科影像资料中，医生可以直接观察到骨折、退变、畸形等病症。在关节方面，利用人工智能，我们可以精确观察到骨组织周边的韧带、半月板等形态及影像特征。这些部位相关疾病的特征大部分比较明显，所以我们可以利用人工智能来更高效、准确地发现上述病症，有助于医生发现隐匿性的疾病。我们还可以通过构建三维模型来模拟关节部位的运动，更精准地给出合理的治疗方案。

人工智能技术在图像分割、模型三维重建方面有着独特的优势。将人工智能技术与医学图像技术深度融合，医生可以在术前通过模型的设计与模拟，精准制作手术导板，实现高效、精确的手术治疗，这也是科研人员一直在探索的方向。基于骨科图像的大数据平台，利用人工智能技术，医生可以找出相似的、最优的骨科设计模型，进而有效提高人工假体的设计效率。通过人工智能技术重建骨科的设计方案，以及力学模拟与运动仿真模仿患者术后的三维运动，可以有效避免二次手术。

骨科疾病在早期容易被忽视，但是后续治疗的难度非常大，因此，将骨科疾病治疗前移、做好疾病筛查工作是非常有必要的。笔者相信，在不远的未来，我们可以通过构建骨科细分领域的检查标准，利用人工智能技术，实现骨科疾病的早期诊断。

11.3　人工智能在口腔领域的发展现状及趋势

口腔医学是一门融合了医学、美学和工程学的学科，人工智能在医学领域的研究是目前交叉学科发展的重要方向。具体表现为研究利用计算机科学、数学中的先进技术，解决医学中的临床问题，并结合专家的经验知识推动临床智能辅助诊断的发展。

人工智能技术在口腔领域的应用日渐深入，如解剖结构的三维建模、基于图像数据的疾病自动分类、口腔语音电子病历、口腔可摘局部义齿和全口义齿的设计、基于 X 线片的牙齿疾病的自动诊断、基于三维模型数据的方案自动设计等。

在图像处理方面，人工智能技术的应用包括基于模型数据的分割及识别、基于 X 线片的牙齿疾病诊断、基于 X 线片的牙槽骨的骨密度分析、基于 OCT 的龋齿照片检测、基于 CBCT 数据的牙齿识别及标记、基于三维模型数据的自动识别及设计等。

在文本数据处理方面，基于文本的可摘局部义齿临床决策支持系统早在 20 世纪 90 年代就已初露锋芒。直到现在，科研人员还在进行相关的优化探索。随着电子病历记录软件的不断推广，医院积累了大量数据资源，可供研究者们构建医学文本表达模型，然后结合机器学习技术构建临床决策支持系统，以更好地解决临床的问题。

人体口腔的解剖结构是一套复杂的动态结构，从模型构建到动态仿真，口腔医学具有不可精确描述性，但是我们可以利用人工智能技术逐步使描述逼近真实。因此，实现医学图像的三维可视化、构建口腔医学的力学模型会起到更大的作用。

针对口腔医学的临床需求，着眼于未来口腔医学的发展，可利用人工智能技术实现口腔疾病的提前预防和自动诊断。自动诊断的前提是实现口腔医学中多组织的自动识别，对不同组织的分割与识别有助于开发专门用于正畸自动化排牙、牙周病自动诊断、口腔疾病预测等的软件。基于大量的医疗图像、化验报告、电子病历等，运用人工智能技术，可结合医疗知识，做出更科学和令人信服的医疗决策。人工智能技术在口腔医学正畸、牙周、种植、外科等领域将有更广泛的应用。

11.4 拓展阅读

[1] 刘蓬然，陆林，霍彤彤，等 . 人工智能技术在骨科领域中的应用进展 [J]. 中华骨科杂志，2020，40（24）：1699-1704.

[2] 冯世庆，张世鑫 . 人工智能在骨科领域的应用现状及前景 [J]. 中华医学信息导报，2020，35（16）：8.